Azita Delfan Azari
Farzane Ghasem Zade
Farideh Asghari

Saúde escolar

Azita Delfan Azari
Farzane Ghasem Zade
Farideh Asghari

Saúde escolar

ScienciaScripts

Imprint
Any brand names and product names mentioned in this book are subject to trademark, brand or patent protection and are trademarks or registered trademarks of their respective holders. The use of brand names, product names, common names, trade names, product descriptions etc. even without a particular marking in this work is in no way to be construed to mean that such names may be regarded as unrestricted in respect of trademark and brand protection legislation and could thus be used by anyone.

Cover image: www.ingimage.com

This book is a translation from the original published under ISBN 978-3-659-42424-3.

Publisher:
Sciencia Scripts
is a trademark of
Dodo Books Indian Ocean Ltd. and OmniScriptum S.R.L publishing group

120 High Road, East Finchley, London, N2 9ED, United Kingdom
Str. Armeneasca 28/1, office 1, Chisinau MD-2012, Republic of Moldova, Europe
Printed at: see last page
ISBN: 978-620-8-36513-4

Índice

Agradecimentos

Agradeço a Deus por ter aberto o caminho para que eu encontrasse estudiosos que me permitiram concluir este projeto com a sua riqueza de conhecimentos e afeto. Eles merecem ser reconhecidos, pois a sua orientação, direção e atenção desempenharam um papel importante na realização do presente estudo.

Agradeço muito ao Dr. Hassan Mansomi, o meu respeitado supervisor, e ao Dr. Kamyan, o admirável leitor.

Estou também muito grato aos funcionários do Gabinete de Educação, aos professores e aos instrutores de saúde que me ajudaram significativamente a cumprir esta tarefa hercúlea.

Resumo

Azita Delfanazari[1] , Farzaneh Ghasemzadeh[2] , Farideh Asghari[3]

O presente estudo, de carácter descritivo e de caso, foi realizado com o objetivo de avaliar o estado do serviço de saúde nas escolas primárias da cidade de Chalous em 2013. A investigação foi realizada em todas as escolas primárias de Chalous (17 escolas rurais e 30 escolas urbanas). Os dados foram recolhidos através de entrevistas e observações organizadas, cuja validade foi determinada através da abordagem de validade de conteúdo e cuja fiabilidade foi examinada através de medidas repetidas. A investigadora foi à escola e entrevistou os diretores das escolas e os agentes de saúde. Observou também as instalações e os equipamentos; em seguida, os dados recolhidos foram analisados descritivamente. O resultado mostrou que a situação dos serviços de saúde em termos de forças humanas, equipamentos e instalações, educação sanitária, exames periódicos, registos dos resultados, tratamento de acompanhamento, prevenção da propagação de doenças contagiosas e primeiros socorros na esmagadora maioria das escolas era inadequada.

Palavras chave: Saúde, Higiene, Serviço de saúde, Saúde escolar

1 Membro do corpo docente da Chalus Slamic Azad Univercity, Email:azitadelfan@yahoo.com
2 Membro do corpo docente
3 Membro do corpo docente

Capítulo 1: Introdução

1-1 Introdução

Uma criança saudável e feliz é socialmente adaptável e capaz, e pode fazer os seus trabalhos de casa de forma mais adequada. Uma criança saudável tem uma grande quantidade de energia para realizar actividades, é mentalmente mais inteligente e emocionalmente poderosa e utiliza todo o seu potencial para resolver problemas (Taghipour zahir, 2010). A ciência da saúde escolar tem vastas dimensões e é uma ferramenta para atingir o objetivo mencionado. Ou seja, a saúde escolar é a forma de manter, promover e garantir a saúde dos alunos (Ghasemzadeh, Delfanazari, & Ezattalab, 2010). Neste capítulo, lemos sobre a finalidade principal do estudo, a importância do estudo, a situação dos serviços de saúde nas escolas primárias, as metas e os objectivos, as questões de investigação, as definições das variáveis, tanto do ponto de vista teórico como empírico, e, finalmente, o cenário do estudo.

1-2 Declaração do problema

As escolas primárias são a primeira instituição social para onde as crianças vão e passam um período importante da sua vida, que coincide com o seu crescimento físico e mental. (Salehpour Dehkordi & *e.t, al,*.2010). De facto, a escola é considerada um lugar seguro e protegido para nutrir os seres humanos e desempenha uma função importante para proporcionar uma vida saudável e feliz e para nutrir os indivíduos através de um comportamento saudável (Shabankhani & Abdolahi, 1382).

Em termos de população, os estudantes constituem uma grande parte da população total do país, uma vez que o recenseamento da população em 2012 revelou que 6 854 000 estudantes frequentam as escolas primárias (Noori, 2012). Agora, o que é importante e atrai a atenção, juntamente com o elevado número de estudantes nas escolas primárias, é o facto de serem bastante vulneráveis. Entre as questões que tornam este grupo mais vulnerável e em risco estão o seu crescimento físico incompleto e sistema imunitário vulnerável, ritmo respiratório mais rápido, maior número de refeições e bebidas e outros hábitos especiais como colocar os dedos ou outros objectos na boca (Salehpour Dehkordi & *e.t, al,*.2010). Um novo ano letivo é sempre acompanhado pela propagação de doenças virais. 20 a 25 por cento dos alunos apanham gripe ou constipação e cada um destes alunos doentes é a causa de 30 a 40 outros alunos (na turma) (Mehrnevesht, 2012). A varicela é uma doença viral comum e muito contagiosa nas escolas primárias, que se propaga facilmente através das mãos ou da respiração cara a cara e pode causar febre, fraqueza, falta de apetite e erupções cutâneas vermelhas. A dor de garganta infecciosa, o sarampo, a rubéola, a diarreia, os parasitas intestinais, a sarna, as infecções fúngicas e a dermatofitose também são comuns nas crianças do ensino primário e são facilmente transmitidas de um indivíduo para outro.

O piolho do corpo e da cabeça é um problema de saúde importante na escola e para as famílias dos alunos (Semsami, 2013). O piolho é um inseto mortal que pode afetar todos os grupos etários, mas é mais comum entre os alunos do ensino básico. Infelizmente, para além da comichão extrema, o piolho pode causar anemia, fraqueza, perda de peso e tifo generalizado. Os problemas de saúde, as perturbações mentais e as pressões sociais podem afetar negativamente o progresso escolar dos alunos (Dorodgar, *et., al.,* 2011).

Por um lado, os acontecimentos que ocorrem ao longo da vida podem ter influência na saúde física, mental, social e mesmo psíquica das pessoas (Omidvari, 2012). Por outro lado, as investigações epidemiológicas mostraram que os alunos do ensino primário correm mais riscos de escorregar do que os outros alunos (Shiraz public information, 2011) e até de morrer (Marvdasht Medical university, 2010). Apesar das doenças contagiosas ou dos acidentes, os alunos têm de frequentar a escola. Por conseguinte, é necessário proporcionar um ambiente são e saudável aos estudantes, prestando mais atenção às questões físicas, de higiene e de segurança no ambiente escolar, e são essenciais vários serviços de saúde (Taghipour Zahir, 2010), pelo que a investigação a este respeito é significativa.

Safari e Mohammadi (2012) estudaram o estado da saúde e da segurança nas escolas de Kermanshah no ano letivo de 200-2010 e concluíram que 53,% e 57,1% das escolas não dispunham de saúde e segurança adequadas, respetivamente, e que o estado do equipamento e das instalações em 52,6$% das escolas femininas e 88,% das escolas masculinas e o estado de segurança da própria escola em 63,2% das escolas femininas e 66,7% das escolas masculinas eram inadequados. A investigação levada a cabo pelo Centro de Controlo e Prevenção de Doenças e pelo Serviço de Saúde Pública dos EUA (2006) revelou que, embora a maioria das escolas preste o principal serviço de saúde pública aos alunos, as medidas preventivas ou o seu serviço especial não são suficientes e deixam muito a desejar. Dewit, Unruh e Seshardi (2012) mostraram que a maioria das escolas não tem um bom plano para fornecer o mínimo de equipamento de emergência (para lesões em actividades desportivas). Os estudos realizados nas escolas do estado de Connecticut, nos EUA (2012), revelaram que as condições de exame dos alunos nas escolas públicas deste estado não eram adequadas, mas a investigação do International Group Five (2013) mostrou que o estado do serviço de saúde nas escolas para estrangeiros em Inglaterra era adequado.

Considerando que os estudos mencionados se concentram apenas numa ou duas questões de saúde e higiene, incluindo a saúde do ambiente ou a segurança escolar e o serviço de saúde aparentemente inadequado, e também a experiência profissional pessoal do investigador e os relatórios, o presente estudo tenta estudar as outras questões do serviço de higiene e saúde, incluindo a educação para a saúde, os cuidados e tratamentos de saúde, o fornecimento de força humana e o equipamento e instalações de higiene e saúde na cidade de Calous. Por conseguinte, a questão principal do presente estudo é "qual é a situação da prestação de serviços de saúde e higiene (educação para a higiene e saúde, cuidados e tratamento de saúde, fornecimento de força humana e saúde e fornecimento de equipamento de saúde) nas escolas primárias da cidade de Calous?"

1-3 Importância do estudo

A razão que levou à realização do presente estudo, intitulado "Investigar a situação da prestação de serviços de saúde", é o facto de as crianças serem o principal ativo nacional e de passarem alguns anos sensíveis e significativos da sua vida na escola. Na escola, não só aprendem competências como ler, escrever, contar, etc., mas também lidam com alguns factores que ameaçam a saúde (Ghasemzadeh, *et. al.,* 2010). Os acidentes (Ghorbanpour, *et. al.,* 200) e o aumento do número de doenças contagiosas (Khaleghi, 2011) são alguns exemplos de questões ameaçadoras que põem em perigo a vida e a saúde de cada estudante. A manutenção, a promoção e a prestação de cuidados de saúde aos estudantes são essenciais e a higiene e a saúde escolares são a ferramenta para atingir este objetivo. O que mais nos interessa é o facto de a higiene e a saúde escolares serem constituídas por várias dimensões, como a saúde no contexto escolar, a segurança, a alimentação, a educação para a higiene e a saúde, o rastreio, os primeiros socorros, etc. (Ghasemzadeh, *et. al.,* 2010). De facto, a saúde dos alunos é garantida quando se presta atenção a todos os aspectos de saúde e higiene num contexto escolar, incluindo a construção da escola com base em critérios de saúde e higiene, o cumprimento do código de saúde e higiene, a aplicação de procedimentos de segurança, a disponibilização de força humana e de equipamento e instalações adequados, a educação para a saúde e o exame dos alunos. Todos estes elementos fazem parte de uma cadeia e, se uma das partes correr mal, isso afecta as outras partes da cadeia. Infelizmente, em muitos estudos realizados, uma parte importante desta cadeia foi ignorada, enquanto os aspectos mencionados da saúde e da higiene são ferramentas poderosas para promover a saúde e são factores importantes para prevenir doenças. A recolha de informações sobre as questões supramencionadas é uma prioridade de investigação e abre caminho à compreensão do papel que o contexto escolar pode desempenhar na saúde dos estudantes e à criação de um programa de serviços de saúde mais adequado. Por um lado, a investigadora considera a importância da saúde dos estudantes e, por outro, tem em conta a vitalidade do serviço de saúde acima referido para manter e proporcionar a saúde dos estudantes, a utilidade da informação relacionada com o estado da prestação do serviço de saúde na programação e gestão do serviço e o facto de a investigação a este respeito ser altamente prioritária. Em suma, o investigador espera que o resultado possa ser benéfico.

1-4 Objetivo do estudo

1-4-1 Objetivo principal

O principal objetivo do presente estudo é examinar a situação dos serviços de higiene nas escolas primárias de Chalous.

1-4-2 Objetivo menor

1- Determinação do estatuto da força humana que presta serviços de saúde nas escolas primárias de Chalous.

2- Determinação do estado do equipamento e das instalações necessárias para a prestação de serviços de saúde nas escolas primárias de Chalous.

3- Determinar a situação da educação para a saúde em tempo útil nas escolas primárias de Chalous.

4- Determinação do estado do equipamento de educação para a saúde nas escolas primárias de Chalous.

5- Determinar a situação da variedade de temas educativos na educação para a saúde nas escolas primárias de Chalous.

6- Determinar a situação dos exames periódicos dos alunos nas escolas primárias de Chalous.

7- Determinação do estado dos registos dos achados clínicos relacionados com o exame periódico dos alunos na escola primária de Chalous.

8- Determinação da situação do acompanhamento das doenças detectadas durante os exames periódicos dos alunos da escola primária de Chalous.

9- Determinação do estado da prevenção da propagação de doenças contagiosas nas escolas primárias de Chalous.

10- Determinar a situação da prestação de primeiros socorros a alunos feridos nas escolas primárias de Chalous.

11- Determinar a situação da aplicação das medidas essenciais aos alunos doentes nas escolas primárias de Chalous.

1-5 Questões de investigação

1-5-1 Questão principal de investigação

Qual é a situação da prestação de serviços de saúde nas escolas primárias de Chalous?

1-5-2 Questões menores de investigação

1- Qual é a situação da força humana que presta serviços de saúde nas escolas primárias de

Chalous?

2- Qual é a situação do equipamento e das instalações necessárias para a prestação de serviços de saúde nas escolas primárias de Chalous?

3- Qual é a situação do horário de educação para a saúde nas escolas primárias de Chalous?

4- Qual é a situação do equipamento de educação para a saúde nas escolas primárias de Chalous?

5- Qual é a situação da variedade de temas educativos na educação para a saúde nas escolas primárias de Chalous?

6- Qual é a situação dos exames periódicos dos alunos nas escolas primárias de Chalous?

7- Qual é o estado dos registos dos achados clínicos relacionados com os exames periódicos dos alunos nas escolas primárias de Chalous?

8- Qual é a situação do tratamento de acompanhamento das doenças detectadas durante os exames periódicos dos alunos nas escolas primárias de Chalous?

9- Qual é a situação da prevenção da propagação de doenças contagiosas nas escolas primárias de Chalous?

10- Qual é a situação da prestação de primeiros socorros aos alunos feridos nas escolas primárias de Chalous?

11- Como está a situação da aplicação das medidas essenciais aos alunos doentes nas escolas primárias de Chalous?

1-6 **Variáveis**

As variáveis da investigação incluem a força humana, o equipamento e as instalações, a educação para a saúde, o exame periódico, o registo do resultado do exame, as medidas necessárias em termos de perturbações ou doenças detectadas durante o exame, a prevenção da propagação de doenças contagiosas, a forma de prestar primeiros socorros e o tipo de medidas tomadas para os estudantes doentes.

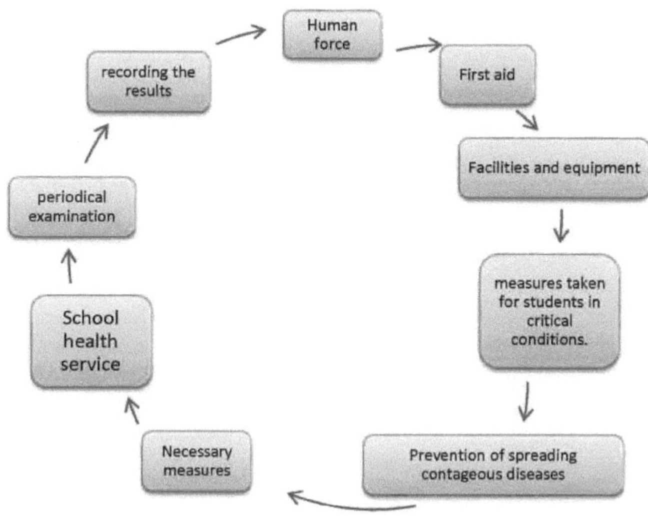

Diagrama 1-1 Quadro concetual da literatura para as variáveis da investigação

1-7 Expressões e conceitos do estudo

1-7-1 Definições teóricas

Nível do ensino primário: Este é o primeiro período do sistema educativo e os alunos deste nível correm mais riscos de saúde devido ao seu forte sentido de curiosidade, aventureirismo e demasiadas actividades físicas (Ebrahimi, Rezvani e Ma'ani Manjill, 2011) quando comparados com alunos de outros níveis (Ghasemzadeh, *et. al.*, 2010).

Avaliação: É um processo através do qual se determina a adequação de um programa (Virgínia, 2013).

Serviço de saúde: Os serviços de saúde incluem todos os serviços e medidas adoptadas para a prevenção, identificação e tratamento de doenças ou perturbações ou para a promoção do nível de saúde dos indivíduos (Organização Mundial de Saúde, 2013). Os serviços de saúde escolar são os mesmos programas e actividades divididos em quatro grupos: saúde ou higiene ambiental, supervisão da alimentação dos alunos, educação para a saúde e cuidados de saúde (Nemati & Alizadeheh, 200).

Força humana: A força humana é a pessoa capaz de avaliar a saúde dos estudantes, efetuar e apresentar serviços e cuidados de saúde (Brener & *et. al.,* 2007).

Instalações e equipamento: Trata-se de uma sala de saúde com mais de seis metros de comprimento e equipada com todos os dispositivos necessários para exames, primeiros socorros, educação sanitária, etc.

Material necessário para o exame: cama para o exame e cobertor, almofada e lençol, balança, termómetro, medidor de tensão arterial, estadiómetro, audiómetro, diapasão, lanterna, tabela de optometria ou de Snellen, espelho dentário, gotejador Blang, sonda dentária, carrinho e bloco de notas para o relatório diário e o exame.

Kit de primeiros socorros: Inclui gaze, gaze esterilizada, bandas simples, fita adesiva, bandas de silicone, diferentes tipos de algodão, tesoura, fórceps, gesso, ligadura de borracha, ligadura adesiva, desinfectantes, talas de diferentes tamanhos, saco de gelo, saco de água quente, prato de primeiros socorros.

Auxiliares de educação para a saúde: Inclui todos os objectos que possam ajudar os alunos a compreender a matéria relacionada com a saúde (Educational Technology Center, 2012). Os materiais didácticos necessários que devem estar presentes na sala de saúde são livros, revistas, molares de dentes, etc. (Iran Research & Standard Institute, 2013).

Educação para a saúde: A educação para a saúde significa encorajar os indivíduos a aceitar e manter as acções e os comportamentos necessários para uma vida saudável. Em termos simples, é a educação que leva à promoção de comportamentos saudáveis (Samen Health, 2012).

Exames periódicos: O exame é um processo para encontrar sinais de uma doença ou quaisquer casos invulgares (Merriam, 2013). O exame periódico é aquele que é efectuado pelo menos uma vez por ano (Network Development Center e Health Service Management Development, 2000).

Uma doença contagiosa: Uma doença infecciosa que pode ser transmitida de uma pessoa para outra através do contacto físico direto com o indivíduo afetado, com as descargas de um indivíduo afetado ou com um objeto tocado por essa pessoa (Merriam, 2013).

Prevenção da propagação de doenças contagiosas: Inclui todas as actividades que impedem a propagação de uma doença contagiosa num contexto escolar. As actividades consistem no exame diário dos alunos, na autorização de saída de um aluno afetado, na educação para a saúde, na desinfeção dos arredores da escola e das aulas, na disponibilização de produtos sanitários e de higiene nas casas de banho da escola, etc. (Taghipour Zahir, 2010).

Primeiros socorros: Os primeiros socorros consistem em cuidar de um indivíduo afetado e prestar-lhe tratamento imediato antes de qualquer operação cirúrgica ou cuidados médicos profissionais (Medical Dictionary, 2013).

1-7-2 Definições operacionais

O nível primário: O presente estudo foi realizado em escolas primárias e as informações gerais relacionadas com este nível foram recolhidas através de entrevistas e das perguntas 1 a 4.

Avaliação: Trata-se de um processo durante o qual o investigador determinou a situação da prestação de serviços de saúde nas escolas primárias da cidade de Chalous. Este processo consiste em procedimentos e actividades como a entrevista e a observação sistemáticas, a recolha de dados, a análise dos dados e o relatório dos resultados.

Serviço de saúde: Neste estudo, o serviço de saúde refere-se a quase todas as actividades de saúde na escola, exceto a higiene ambiental e a alimentação dos alunos. Por outras palavras, o serviço de saúde neste estudo significa força humana (enfermeiro da escola), instalações e equipamento de cuidados de saúde, educação para a saúde, exame periódico, registo do resultado do exame, as medidas necessárias após a descoberta de um problema de saúde através do exame, prevenção da propagação de doenças contagiosas, primeiros socorros e medidas necessárias para educar os alunos doentes ou doentes através de entrevista e observação sistemáticas pelo investigador.

Força humana: É a pessoa que tem formação em medicina ou numa área da saúde e que possui informações e competências suficientes em termos de identificação, prevenção e tratamento primário da doença ou perturbação. Os dados necessários sobre a força humana que presta serviços de saúde nas escolas foram recolhidos através de uma entrevista e das perguntas 5 a .

Instalações e equipamentos: Refere-se à sala de saúde especializada para as actividades do serviço de saúde e aos objectos e equipamentos necessários para o exame, o kit de primeiros socorros e a ajuda para a educação sanitária. Os dados relativos a este aspeto foram recolhidos através da observação sistemática e das perguntas 10 a 15.

Sala de saúde: Uma sala de saúde é aquela que tem mais de seis metros de comprimento e é apropriada para exames de saúde e o seu tamanho será determinado através da observação e das perguntas 10 e 11.

Material de exame: Inclui uma cama, uma balança, um termómetro, um monitor de pressão arterial, um estadiómetro, um audiómetro, um diapasão, uma lanterna, uma tabela de optometria ou Snellen, espelho dentário, etc. A disponibilidade destes objectos foi analisada através da observação e da pergunta 12.

Kit de primeiros socorros: Refere-se ao kit que contém os objectos e medicamentos necessários para efetuar o tratamento primário. Os objectos incluem ligaduras, gaze, fita adesiva, tesoura, fórceps, gesso, ligadura de borracha, ligadura adesiva, desinfectantes, talas de diferentes tamanhos, saco de gelo, saco de água quente, prato de primeiros socorros. A disponibilidade destes objectos foi determinada através da observação sistemática e das perguntas 13 a 15.

Material de apoio à educação sanitária: Refere-se a panfletos, cartazes, molares, modelos, etc., que foram examinados através da observação e da pergunta 16.

Calendário da educação para a saúde: O calendário da educação para a saúde ministrada nas escolas foi estudado através de entrevistas e das perguntas 17 a 20.

Utilização de meios de educação para a saúde: Esta questão foi determinada através da entrevista e da pergunta 21.

A variedade de temas educativos: a pergunta 22 examinou os temas das entrevistas apresentadas através da educação para a saúde.

Exame periódico: a situação do exame periódico, incluindo a realização ou não de exames periódicos e os órgãos dos alunos que são examinados, foi determinada através da pergunta 23 da entrevista.

Recodificação dos achados clínicos: O registo ou a falta de registo dos exames clínicos dos estudantes foi estudado através de entrevista e observação (pela pergunta 24).

Tratamento de acompanhamento das perturbações detectadas: O tratamento de acompanhamento das perturbações descobertas (baseado na negociação com os pais, na investigação de acompanhamento pelos sistemas escolar e de saúde ou pela pessoa responsável pela saúde escolar) foi examinado por entrevista e pelas perguntas 25 a 27.

Prevenção da propagação de doenças contagiosas: Trata-se de uma medida para evitar a propagação de doenças contagiosas nas escolas. Foi determinada através da entrevista e da pergunta 28.

A pessoa que presta os primeiros socorros: Os primeiros socorros são as medidas simples e imediatas que se tomam quando surge um problema de saúde ou quando um estudante se encontra num estado de saúde crítico. A pessoa que presta esses primeiros socorros foi estudada através de uma entrevista e da pergunta 2.

Medidas adoptadas para os estudantes doentes: O tipo de medidas adoptadas para os estudantes doentes foi analisado através da entrevista e da pergunta 30.

1-8 Limitações do estudo:

O presente estudo foi realizado na cidade de Chalous em 2013.

Capítulo 2: Revisão da literatura

2-1 Introdução

Neste capítulo, será introduzido o serviço de saúde escolar; em seguida, serão abordados os quatro princípios dos serviços de saúde escolar, incluindo a saúde ambiental, a supervisão da alimentação dos alunos, a educação para a saúde e os cuidados de saúde, tais como o fornecimento de ficheiros de saúde, exames, prevenção de doenças contagiosas, primeiros socorros e medidas necessárias para os alunos doentes, a prestação de cuidados aos alunos que necessitam de cuidados especiais, enfermeira escolar, sala de saúde e equipamento adequado. Outros temas deste capítulo serão os estudos nacionais e estrangeiros efectuados a este respeito.

2-2 Quadro teórico

A seguir à família, a escola desempenha o papel mais importante na saúde das crianças e desempenha uma função significativa no desenvolvimento da saúde dos alunos, das famílias e mesmo de cada indivíduo na sociedade. A saúde escolar é praticada como um conjunto de medidas destinadas a identificar, proporcionar e promover a saúde física, mental, social e divina dos alunos e do pessoal. O serviço de saúde na escola é um instrumento importante para atingir os objectivos mencionados (Ghasemzadeh, *et. al.*, 2000). A saúde e a higiene do ambiente escolar, a sua segurança, a educação para a saúde, as medidas de enfermagem, etc., são serviços de saúde escolar (American School Health Association, 2013). Por outras palavras, os princípios fundamentais do serviço de saúde escolar (programas e actividades) dividem-se em quatro grupos: saúde e higiene do ambiente, supervisão da alimentação dos alunos, educação para a saúde e serviço de cuidados de saúde (Nemati & Alizadeh, 200).

2-2-1 Saúde e higiene do ambiente escolar

A saúde escolar presta especial atenção ao facto de as condições inadequadas do ambiente escolar e das suas imediações poderem infligir tantos danos consideráveis aos alunos que os sintomas desse problema podem manifestar-se mais tarde na vida. A falta de saúde e de higiene na escola pode causar problemas como doenças parasitárias e infecciosas, diarreia, fraqueza muscular e corporal, acidentes, ferimentos e até a morte. O espaço físico insuficiente, a proximidade das escolas a ambientes insalubres e inseguros, o ambiente escolar e a falta de instalações, os edifícios escolares antigos, o estado insalubre das casas de banho, as salas de aula inseguras e insalubres, os quadros, mesas e bancos inadequados são factores importantes para reduzir o nível de um ambiente saudável nas escolas primárias. Por conseguinte, prestar atenção à saúde dos ambientes educativos é o fator mais importante para promover o crescimento mental, físico e natural dos alunos e o progresso da educação (Shahriari & *et. al.* 200). A este respeito, a saúde e a higiene escolares têm feito um grande trabalho para melhorar a saúde do seu próprio ambiente, o ambiente da escola, o edifício escolar, para fornecer água potável saudável, para melhorar as casas de banho, para despejar adequadamente o lixo, etc. A higiene e a saúde escolar procuraram respeitar as regras de higiene e de salubridade do ambiente:

Part 1: Este regulamento sanitário escolar exige que o edifício escolar esteja situado na cidade ou na zona rural e na posse do serviço de educação. A proximidade da escola às zonas de habitação, bem como às infra-estruturas como água, eletricidade, gás e telefone é essencial. A este respeito, de acordo com alguns estudos geográficos da zona, é igualmente essencial seguir determinados pontos:

Tendo em conta a direção do vento, o edifício escolar não deve estar situado perto de fontes poluentes como fábricas industriais ou químicas. Os edifícios escolares não podem estar perto de locais de lixo, de esgotos urbanos, de criação de animais, de aves de capoeira, de matadouros, de curtumes, de fornos de tijolos, de locais de empilhamento de fertilizantes ou de locais que emitam fumo.

As escolas não podem ser construídas perto de hospitais, hospitais psiquiátricos, cemitérios, prisões, caminhos-de-ferro ou auto-estradas. É necessário que as escolas sejam construídas longe de cabos eléctricos de alta pressão, linhas de gás, estações de gás, centros de cápsulas de gás, armazéns de fogos de artifício, armazéns de explosivos, substâncias químicas como papel, tecido, camadas, madeira, etc. É igualmente importante que as escolas não sejam construídas perto de rios.

Nota 1: Se for inevitável a construção de uma escola perto das zonas mencionadas na parte 1, esta deve situar-se a uma distância mínima de 500 metros dessas zonas.

Nota 2: Se o edifício da escola já existir, os outros locais ou centros devem estar a uma distância mínima de 500 metros da escola.

Part 2: O critério para determinar a dimensão da área de terreno para a construção de uma escola é o número de alunos que a irão frequentar e o nível primário.

Nota 1: Para a construção de escolas vocacionais ou profissionais, deve haver espaço suficiente para oficina, laboratório especializado, campos desportivos, dormitório, self-service e cozinha.

Nota 2: O número de andares para as escolas primárias e ginasiais não deve ser superior a dois, exceto se for realmente necessário, podendo ser três. Para as escolas profissionais, o número de pisos pode ser de quatro.

Nota 3: O regulamento com base no qual devem ser seguidos os dormitórios, self-service, cozinhas, armazém, sala de refrigeração, bufete escolar, casa de banho, lavabos e o regulamento com base no qual devem ser seguidos os critérios de conceção do espaço educativo da Organização da Restauração e da Organização do Equipamento e Instalações Escolares.

Nota 4: A saúde e a higiene do bufete escolar devem ser respeitadas (Arums, 2013). A porta e as cozinhas do bufete escolar devem ter uma rede mosquiteira metálica para evitar os insectos e não deve haver buracos no teto e nas paredes. É obrigatório que o bufete escolar tenha luz suficiente e esteja equipado com sistema de ar condicionado. O bufete escolar deve estar equipado com um sistema de refrigeração saudável. Deve haver caixotes do lixo suficientes dentro e fora do bufete escolar para que os alunos possam deitar o lixo neles. O bufete escolar deve ter um frigorífico para os alimentos perecíveis. Os outros alimentos secos devem ser conservados num local seco. O responsável pelo bufete escolar deve ser submetido a um exame de despistagem de doenças contagiosas e possuir um cartão de saúde, uma vez que lida com a alimentação dos alunos. Deve respeitar as regras de higiene e saúde pessoal, nomeadamente lavar as mãos, cortar as unhas, usar aquecimento e uniforme (Centro de Desenvolvimento da Rede e Desenvolvimento da Gestão da Saúde Escolar, 2000).

Part 3: É necessário que os projectos de edifícios escolares e de outros espaços conexos para os diferentes níveis de ensino estejam em conformidade com os critérios de conceção sanitária.

Nota: Qualquer alteração ou restauro do edifício escolar deve seguir a parte 3.

Part 4: As paredes da escola devem estar completamente secas, sem fissuras, lisas e devem ser revestidas com azulejos ou pedras adequadas até à parte inferior das janelas. As outras partes das paredes devem estar de acordo com a tabela de cores do espaço educativo e devem ser tomadas as medidas necessárias para tornar as paredes insonorizadas, de modo a impedir o ruído de uma turma para outra.

Part 5: o pavimento das salas de aula, dos corredores e das escadas deve ser sólido, liso e lavável, e não deve ser escorregadio.

Part 6: O teto da sala de aula deve ser liso, sem fendas e de cor clara.

Part 7: O quadro deve ser instalado num local com luz suficiente para que os alunos possam ter uma visão completa do mesmo. Deve ser verde e não brilhante, de modo a impedir que os alunos olhem para ele devido ao reflexo da luz. A distância entre o quadro e a primeira fila de bancos não deve ser inferior a 2,20 m.

Part 8: A altura de cada aluno deve ser de, pelo menos, 1,25 m. A dimensão máxima da sala de aula deve ser de 8x7m. A altura do teto da sala de aula não deve ser inferior a 3m.

Parte: Devem ser respeitadas as regras ergonómicas para o corpo dos estudantes de diferentes níveis de ensino.

Part 10: O lado da falésia das escadas não deve ser escorregadio e deve estar equipado com uma escada.

Part 11: O tamanho máximo das escadas da escola deve ser de 18m e as dimensões devem ser de 30 (mínimo) x 1,30 (máximo).

Part 12: O esboço das escolas para alunos com necessidades especiais deve ser preparado de acordo com os regulamentos e normas disponíveis para alunos com deficiência, no sentido em que as aulas devem ser no rés do chão.

Part 13: As portas e as janelas que dão para o exterior do edifício escolar devem estar equipadas com uma rede mosquiteira metálica para impedir a entrada de insectos e as janelas dos andares superiores devem também ter protecções.

Part 14: As aulas para alunos muito jovens devem ser dadas no primeiro andar.

Part 15: Os edifícios escolares não devem ter qualquer varanda ou terraço.

Part 16: A sala de conferências, a oficina, o instituto, os campos desportivos e as salas públicas devem ser incluídos no plano do edifício de forma a não perturbar as salas de aula.

Part 17: Nos internatos, a área dos quartos deve seguir os padrões determinados pelo School Restoration and Design Organization e pelo Center for Work and Environment Health. De acordo com os padrões estabelecidos pelos centros e organizações mencionados, cada quarto deve ter uma área de cerca de 40m com quatro beliches para oito pessoas.

Nota: O número máximo de alunos numa sala é de oito.

Part 18: O pavimento do laboratório e a superfície das mesas devem ser laváveis e devem resistir ao calor e aos materiais químicos.

Parte 1: A água deve estar em conformidade com a norma nacional do Irão.

Nota 1: Nas aldeias com rede de água canalizada, a escola deve estar ligada à rede.

Nota 2: As escolas que não dispõem de rede de água canalizada ou que se vêem confrontadas com um corte de água devem dispor de um reservatório saudável para poupar água para lavar e beber, em conformidade com a regulamentação segundo a qual cada aluno deve dispor de 15 litros de água por dia. Nos internatos, a quantidade mínima de água para cada aluno é de 100 litros.

Nota 3: Os bebedouros públicos das escolas devem ter as seguintes caraterísticas

a. O pavimento da zona onde se encontram os bebedouros e as instalações deve ter uma inclinação adequada.

b. A bola junto às torneiras deve ser revestida com materiais laváveis, como azulejos, e deve ter uma boa inclinação para a passagem da água.

c. A parede à volta dos bebedouros e das instalações deve ser revestida com materiais laváveis, como cerâmica ou azulejos.

d. A água potável pública deve ter torneiras ou um sistema de arrefecimento e deve haver uma torneira por cada 45 alunos. A altura da torneira em relação ao solo deve situar-se entre 75 e 100 centímetros.

e. De acordo com as normas sanitárias, os bebedouros e as instalações devem estar a uma distância mínima de 15 m das casas de banho.

Part 20: Deve haver uma casa de banho por cada 40 alunos e pelo menos uma torneira de lavagem por cada 60 alunos.

Nota 1: As caraterísticas da casa de banho, em termos de conceção, devem estar em conformidade com os regulamentos da parte 2.

Nota 2: A altura do pavimento da casa de banho deve situar-se entre 60 e 75 m, consoante a idade dos alunos.

Nota 3: É necessário utilizar sabão líquido num recipiente com uma rede de tubagens.

Part 21: Os esgotos escolares devem respeitar as normas sanitárias e de conceção em vigor.

Nota 1: As zonas sem rede de esgotos devem ter poços de esgotos ou fossas sépticas construídas ou instaladas de acordo com os regulamentos do Projeto de Espaços Educativos, dos Organismos de Restauração e do Centro de Desenvolvimento e Equipamentos Escolares.

Nota 2: O volume das fossas sépticas ou dos poços de drenagem deve ser projetado em função do número de alunos de uma escola ou da capacidade da escola.

Part 22: As salas de aula devem ser construídas de forma a permitir a entrada de luz natural suficiente, de preferência as janelas devem estar do lado esquerdo dos alunos e a sua superfície deve corresponder a cerca de 1/5 da área da sala de aula.

Nota: No que diz respeito às salas de aula dos internatos que têm de utilizar luz não natural, deve haver 300500 Lux de luz e a forma como as lâmpadas funcionam deve ser tal que não provoquem o olhar fixo dos alunos. A quantidade de luz no corredor deve ser de 100-150 Lux e nas casas de banho deve ser de 100500 Lux.

Nota 2: A quantidade de luz para as oficinas nas escolas profissionais e nos laboratórios deve respeitar os critérios sanitários.

Part 23: A temperatura adequada nas aulas deve situar-se entre 18 e 21 graus centígrados e a humidade deve situar-se entre 50% e 60%.

Nota: Para aquecer as turmas, devem ser respeitadas as seguintes regras: o sistema de aquecimento ou os dispositivos como os aquecedores que funcionam a gás devem ser normalizados e a saída de fumo dos aquecedores deve ser direcionada para o exterior, a bem do oxigénio. Não deve haver risco de incêndio e todas as classes devem estar igualmente aquecidas e quentes (devem ser tomadas todas as medidas de segurança).

Part 24: Todos os centros educativos devem seguir os regulamentos e estar equipados com dispositivos de proteção contra incêndios e, em termos de conceção, devem ser feitas todas as previsões necessárias para proporcionar vias de entrada e saída de emergência, dependendo do número de alunos que uma escola possa ter e do número de pisos. Estas vias devem ser assinaladas com sinais especiais e de cor verde.

Nota 1: Devem existir duas vias de saída de emergência em cada parte do edifício. Deve ser prevista a possibilidade de evacuação de todos os moradores do edifício e o material utilizado na estrutura da saída de emergência deve ser à prova de fogo.

Nota 2: Os princípios de conceção das estruturas de segurança devem ser respeitados.

Part 25: Todas as salas de aula, corredores, partes oficiais, dormitórios, self-service, cozinha, casas de banho, campos desportivos, oficinas e laboratórios devem possuir caixotes do lixo grandes, saudáveis e anti-ferrugem, com tampa e em número adequado. Os caixotes do lixo devem ser esvaziados e lavados diariamente.

Part 26: Qualquer tipo de piscina é proibido no ambiente escolar.

Part 27: As paredes e o chão das oficinas e laboratórios devem ser feitos de materiais sólidos e laváveis (azulejos, cerâmica, etc.) e o chão não deve ser escorregadio. Deve ter uma inclinação adequada.

Nota 1: Deve haver uma torneira de água e sabão no laboratório e na oficina.

Nota 2: O laboratório e a oficina devem dispor de um sistema de ar condicionado.

Nota 3: Os princípios de segurança para o trabalho em laboratório devem incluir um sistema de ar condicionado adequado.

Nota 4: Os princípios de segurança para o trabalho devem ser preparados e instalados num local visível (Arums, 2013).

Em suma, tendo em conta os problemas, o estado e as condições de saúde da escola, as escolas devem adotar as seguintes medidas para melhorar as suas condições de segurança e de saúde:

- Ensinar os alunos a cuidar e manter o edifício escolar e a sua estrutura sanitária.
- Incentivar os alunos a manter e a utilizar de forma óptima as instalações e o equipamento da

escola.

- Ensinar os alunos a utilizar as instalações na prática.
- Envolver os alunos e os seus pais no restauro e na recuperação da escola, se possível.
- Envolver os alunos no planeamento da utilização das instalações.
- Organizar e envolver os alunos no controlo da saúde escolar.
- Tomar as medidas necessárias para recuperar as instalações escolares.
- Decorar os muros e os edifícios da escola com cores, plantar árvores e flores.
- Inspecionar e registar o estado das diferentes partes da escola.
- Sensibilizar os alunos para a saúde escolar.

2-2-2 Supervisão da alimentação dos alunos

A melhoria da nutrição dos alunos exige um planeamento organizado e sistemático. A saúde escolar não só pode desempenhar um papel importante na melhoria da nutrição dos alunos, instruindo os alunos, os seus pais e o pessoal escolar, como também pode desempenhar outras funções importantes neste domínio:

Alimentação saudável

Isto inclui as seguintes questões:

- Controlar os alimentos que os alunos trazem para a escola e discuti-los com os pais.

Supervisionar os alimentos distribuídos na escola e cooperar com os centros de saúde para controlar os produtos alimentares servidos e vendidos nas imediações da escola.

- Supervisão e orientação de pessoas envolvidas em produtos alimentares e em exames médicos e sanitários.
- Educar e supervisionar a prática sanitária de cada aluno antes e depois do consumo de alimentos.

Examinar e educar os alunos para determinadas perturbações nutricionais e encaminhá-los para tratamento posterior.

- Cooperar e encorajar os alunos e os seus pais a planearem frutas e legumes em hortas e quintas.
- Participar em programas nacionais ou regionais destinados à nutrição dos alunos, por exemplo, Iron-Assist for Girls.
- Transmitir mensagens sobre alimentação e nutrição saudáveis às famílias e a toda a sociedade

através dos alunos e do pessoal escolar.

- Educar e organizar os alunos para a prática de eventos organizados, a fim de melhorar a situação das famílias e dos alunos (Nemati & Alizadeh, 200).

2-2-3 Educação para a saúde

A educação para a saúde refere-se a um conjunto de experiências que afectam eficazmente o comportamento e o pensamento dos estudantes e que constituem o principal fator de saúde dos indivíduos e da sociedade. De um modo geral, a educação para a saúde é um método educativo que desempenha um papel importante na criação e melhoria dos hábitos e comportamentos saudáveis dos indivíduos e das sociedades (Ghasemzadeh, Delfanazari & Ezattalab, 2010). O elevado número de alunos, a sua presença obrigatória na escola, o pessoal, as instalações e o equipamento de saúde e a possibilidade de transmitir mensagens e informações às famílias e à sociedade são os principais factores que fazem das escolas o melhor local para a educação para a saúde (Nemati & Alizadeh, 200). A este respeito, a fim de aumentar os conhecimentos dos alunos sobre a saúde e, finalmente, criar uma mudança agradável, considera-se que existe um tipo especial de materiais didácticos para cada nível escolar e os materiais didácticos para a escola primária incluem a saúde pessoal, a boca, os dentes, a nutrição e a saúde alimentar, as doenças comuns a este nível etário, os acidentes, a saúde escolar, as questões de saúde importantes no seu local de vida e a saúde mental (Network Development Center & Health Care Management Development, 2000).

2-2-3-1 Saúde pessoal

A saúde pessoal é um conjunto de regras utilizadas para proporcionar e manter a saúde e a integridade pessoal (Centro de Saúde de Chalous, 2012). Em termos de educação para a saúde pessoal para os alunos do ensino básico e para que os alunos compreendam melhor, primeiro são apresentadas questões relacionadas com o corpo humano; depois são abordadas questões como a saúde da pele, a saúde do cabelo, a saúde das unhas, a saúde dos olhos, a saúde dos ouvidos, o vestuário e o sono.

2-2-3-1-1 Saúde da pele, do cabelo e das unhas

A este respeito, são apresentados os seguintes pontos:

- A importância de tomar banho regularmente.
- Intervalo de uma hora entre a refeição e o banho.
- A importância da utilização de objectos pessoais (Taghipour Zahir, 2010).
- A importância de não utilizar os objectos pessoais dos outros, incluindo o chapéu, o lenço, o pente, etc.

(Network Development Center & Health Care Management Development, 2000).

2-2-3-1-2 Saúde das mãos

Mãos pouco saudáveis são um fator importante na transmissão de doenças. Por isso, são ensinados os seguintes pontos:

- Manter as unhas curtas (Taghipour Zahir, 2010).
- Evitar levar as mãos à boca ou roer as unhas (debaixo das unhas há muitos micróbios e parasitas e roer as unhas leva a que sejam enviados para baixo).

Lavar as mãos com água e sabão antes de comer, depois de ir à casa de banho e depois de tocar em animais e pessoas doentes.

2-2-3-1-3 Pés Saúde

A este respeito, são ensinados os seguintes pontos:

- Lavar os pés com água e sabão, especialmente depois da escola, do desporto e dos jogos, diariamente.
- Evitar sapatos apertados, saltos altos ou sapatos completamente planos.
- Evitar andar descalço fora de casa (o que provoca cicatrizes, infecções ou fissuras nos calcanhares).
- Molhar os pés em água morna e hidratá-los se houver fissuras nos calcanhares.
- Comunicar quaisquer marcas brancas, sensação de comichão entre os dedos dos pés e espessamento das unhas.

2-2-3-1-4 Saúde ocular

Os pontos relacionados com a saúde dos olhos e da visão e ensinados aos alunos são os seguintes

- Evitar lavar as mãos e o rosto com água suja e utilizar lenços de papel de outras pessoas.
- Evitar nadar em águas sujas (mar, rio, piscinas insalubres, etc.).
- Proteger os olhos do vento, do pó, de objectos afiados, como a ponta de um lápis afiado, etc.
- Proteger os olhos com um par de óculos de sol adequado.
- Estude os livros de forma a que os seus olhos fiquem igualmente afastados do livro e evite estudar livros numa posição prostrada.
- A distância entre o livro e os olhos deve ser de 35-55 centímetros.
- Evite estudar livros com caracteres demasiado pequenos.
- Evitar estudar livros num automóvel em movimento.

- Evitar estudar à luz natural estrelada ou com pouca luz (a luz deve iluminar igualmente a área de estudo).

- Ver televisão numa posição adequada, de modo a que a distância entre os olhos e a televisão seja igual e a televisão esteja à sua frente (evite ver televisão deitado ou numa posição inadequada).

- Certifique-se de que está a 3 metros de distância do televisor.

- Evitar ver televisão quando esta está desfocada ou tem um ecrã inadequado

- Comunicar qualquer dor, irritação ocular ou desconforto causado pelo visionamento de televisão (Delfanazari, 2010).

2-2-3-1-5 Saúde dos ouvidos ou da audição

Os alunos do ensino básico aprendem que a saúde da sua audição depende do cumprimento dos seguintes pontos:

- Nunca gritar aos ouvidos dos outros.

- Evitar estar num ambiente ruidoso.

- Evitar colocar objectos afiados nos ouvidos.

- Evitar colocar muita espuma de sabão nos ouvidos, uma vez que o sabão faz com que o líquido dos ouvidos fique mais espesso e difícil de sair.

- Evitar nadar em águas sujas e nadar quando a criança tem dores de ouvidos, constipação, etc.

- Proteger os ouvidos durante a natação.

- Proteger as orelhas da luz solar, do tempo frio ou de outras alterações climáticas.

- Comunicar qualquer dor de ouvido ou qualquer desconforto auditivo (Ghasemzadeh, Delfanazari e Ezattalab, 2010).

2-2-3-1-6 Vestuário adequado

Educar os alunos do ensino primário sobre o vestuário é bastante necessário para a saúde pessoal e, a este respeito, são-lhes ensinados os seguintes pontos

- Manter as suas roupas limpas e arrumadas.

- Usar as roupas certas para cada estação (roupas de cores claras para o tempo quente e roupas de cores escuras para o tempo frio).

- Utilizar impermeável e guarda-chuva em dias de chuva.

- Pendurar corretamente a roupa no armário.

2-2-3-1-7 Descanso e sono

Outro aspeto da saúde individual é a organização do horário para dormir, acordar e fazer outras actividades. Por isso, são ensinados os seguintes pontos:

- Organizar um horário correto para jogar e estudar.
- Dormir o suficiente (cerca de 10 horas para crianças com menos de 11 anos.
- Dormir e acordar a uma hora pré-determinada.
- Organizar as condições e o local de sono (em termos de luz, temperatura, etc.) (Taghipour Zahir, 2010).

2-2-3-2 Saúde da boca e dos dentes

Os alunos do ensino primário têm dentes decíduos e permanentes (Abedi e Naghibi, 2003).

Entre os 7 e os 12 anos de idade, os dentes decíduos dão gradualmente lugar aos dentes definitivos. Se os dentes permanentes se magoarem, não podem ser substituídos (Centro de Desenvolvimento de Redes e Desenvolvimento de Gestão de Serviços de Saúde, 2000). Por conseguinte, a saúde da boca e dos dentes é da maior importância e educar os alunos a este respeito é uma responsabilidade significativa que a educação para a saúde escolar deve assumir. Os pontos relacionados que são ensinados são:

- Escovar os dentes após cada refeição, especialmente à noite, antes de ir para a cama, e, se não for possível, lavar a boca com água e comer uma maçã bem lavada (Helmseresht & Delpisheh, 2007).
- Escovar os dentes corretamente (mover a escova de dentes de baixo para cima sem movimentos para trás e para a frente e sem força).
- Utilizar leite e fruta todos os dias.
- Consumir menos alimentos açucarados.
- Evitar morder avelãs, etc. com os dentes e penetrar na gengiva com paus de madeira, alfinetes ou outros objectos afiados.
- Comunicar qualquer dor ou problema nos dentes.

2-2-3-3 Nutrição e saúde alimentar

Embora existam muitos factores, incluindo a genética, o clima, o desporto, etc., que desempenham um papel significativo na saúde, seguir uma dieta saudável com uma variedade adequada é vital para a saúde. Uma dieta saudável é um fator importante responsável pelo progresso educativo dos estudantes e a falta de uma boa dieta pode resultar numa menor concentração nas aulas e num baixo quociente de inteligência (Abedi & Naghibi, 2003). Os alunos que não tomam pequenos-almoços completos têm normalmente um baixo nível de açúcar no sangue e demonstram tédio, cansaço e falta de atenção, o que consequentemente afecta a sua aprendizagem de forma negativa. Estas crianças já não podem compensar a falta de energia, vitaminas e minerais através de outras refeições. Além disso, perto da hora do almoço, mesmo as crianças que tomam o pequeno-almoço também sentem fome, o que pode dificultar a sua participação nas aulas. Tudo isto mostra que a dieta e a educação alimentar devem ser uma parte importante da educação para a saúde escolar e que os seguintes pontos devem ser ensinados:

- Uma lista de categorias de alimentos, incluindo pão e cereais, frutas e legumes, carne e grãos e laticínios (Network Development Center e Health Service Management Development, 2000).
- A necessidade de tomar 3 refeições principais por dia e 2 refeições ligeiras entre as refeições.
- Desenvolver um equilíbrio na ingestão de alimentos e diversidade na alimentação (Centro de Desenvolvimento de Redes e Desenvolvimento de Gestão de Serviços de Saúde, 2000).
- Evitar comer qualquer fruta não lavada.
- Evitar comprar produtos alimentares a vendedores ambulantes e aprender a utilizar apenas alimentos embalados que tenham datas de produção e de validade, etc.
- Comer sandes caseiras como pão, ovo e tomate, pão, queijo e legumes, ou pão, queijo e nozes para o brunch e evitar a salada Olovieh e qualquer tipo de alimento perecível, especialmente em tempo quente (Médicos sem Fronteiras, 2012).
- A importância de mastigar corretamente os alimentos.
- O efeito negativo de alguns alimentos como os fritos, os alimentos demasiado quentes ou demasiado frios, etc.

2-2-3-4 Doenças comuns durante a idade escolar

A propagação de doenças contagiosas entre as crianças é bastante ampla. Dor de garganta infecciosa, parasita no aparelho digestivo, diarreia, hepatite, tinea ou micose, constipação, gripe, giárdia, rubéola, sarna, piolho, infeção urinária e varicela são as doenças contagiosas mais comuns nas crianças em idade escolar. Por conseguinte, a fim de manter os alunos saudáveis, são ensinados os seguintes pontos:

- Lavar as mãos com água e sabão antes de cada refeição e depois de ir à casa de banho.
- Tomar banho pelo menos duas vezes por semana no inverno e três vezes por semana no verão.
- Evitar utilizar objectos de outras pessoas (toalha, caneca, escova de dentes, pente, etc.)

- Cobrir a boca com um lenço de papel ao espirrar ou tossir.
- Evitar cuspir na rua.
- Evitar a utilização de alimentos pouco saudáveis, tais como chupa-chupas coloridos e rolos de fruta pouco saudáveis (Network Development Center e Health Service Management Development, 2000).
- Evitar pôr os dedos, os lápis e o dinheiro na boca.
- Ficar em casa quando se está constipado (Taghipor Zahir, 2010).

2-2-3-5 Acidentes

O acidente não é planeado e ocorre na sequência de acontecimentos habituais e sem importância que se devem a erros humanos. Os acidentes resultam da falta de cuidado humano e da existência de condições inseguras à nossa volta, de forma muito semelhante à doença, que é o sinal de um estado de saúde. Os acidentes que acontecem aos estudantes são classificados em três grupos: acidentes de viação e de rua, acidentes em casa e acidentes na escola. O mais comum é o dos acidentes nas ruas. As queimaduras, os engasgamentos, as quedas, etc., são acidentes que ocorrem em casa, na medida em que ¼ da taxa de mortalidade por acidentes resulta de acidentes domésticos. O desporto e as actividades físicas na escola são também uma razão importante para os acidentes. A aspereza e os altos e baixos do chão fazem com que as crianças escorreguem e causem acidentes e lesões, especialmente no cérebro (Abedi & Naghibi, 2003). Por conseguinte, é fundamental fazer alguma coisa para evitar estes acidentes, educando as crianças a este respeito. Os pontos essenciais a serem ensinados são:

- Como atravessar as ruas.
- Usar roupas de cores vivas ao atravessar as ruas à noite (Network Development Center e Health Service Management Development, 2000).
- Entre pacientemente no autocarro escolar e sente-se na sua cadeira no autocarro.
- Evitar colocar a cabeça fora da janela do autocarro escolar ou de qualquer outro carro e ficar de pé (Médicos sem fronteiras, 2012).
- Evita jogar perto de penhascos, ruas e estradas movimentadas, caminhos-de-ferro, atoleiros, poços e edifícios.
- Evitar brincar com armas, explosivos, etc.
- Aprender a nadar e evitar nadar em locais desconhecidos e em águas de correnteza rápida.
- Evitar provocar os animais.

- Evitar tocar em fios desencapados e subir a postes de eletricidade (Centro de Desenvolvimento de Redes e Desenvolvimento de Gestão de Serviços de Saúde, 2000).

- Evitar subir a escadas e árvores.

- Subir e descer as escadas com paciência (Médicos sem Fronteiras, 2012).

- Evitar colocar objectos nos olhos, ouvidos ou nariz (Network Development Center e Health Service Management Development, 2000).

- Evitar movimentos perigosos como empurrar (Abedi & naghibi, 2003).

2-2-3-6 Saúde Ambiental

A saúde ambiental é uma ciência que permite viver melhor, estudando, identificando e prevenindo os factores poluentes do ambiente que afectam o bem-estar físico, mental e social dos seres humanos (Behnodi, 2001). Os pontos que são ensinados a este respeito são

- Tente manter a sua casa e a sua escola limpas e saudáveis.

- Evitar deitar lixo para a rua e para a escola.

Colocar o lixo nos caixotes do lixo.

- Cumpra os códigos sanitários, como deitar os restos de comida nos caixotes do lixo e tapá-los de novo, de modo a evitar a presença de insectos no seu ambiente.

- Esforçar-se por assegurar a saúde e a limpeza e manter a casa de banho da escola, etc., por exemplo, não colocando a mangueira de água da casa de banho no chão.

- Lavar as mãos com água e sabão depois de ir à casa de banho.

2-2-3-7 Questões importantes de saúde no local de residência

Outro ponto importante na educação para a saúde na escola são as questões que se colocam no local de vida dos alunos. Assim, consoante o tema, serão ensinados pontos educativos.

2-2-3-8 Saúde mental

A saúde mental é a ciência e a arte que ajudam os indivíduos a ajustarem-se ao que os rodeia através de formas mentais e emocionais aceitáveis e a encontrarem formas mais agradáveis de lidar com os seus problemas (Chalous Health Network, 2012). A este respeito, são ensinados os seguintes pontos:

- Como exprimir opiniões (sobre questões relacionadas com o próprio).

- Como participar em conversas e debates.

- Participar em programas recreativos e extracurriculares (Mirmoshtaghi, 2012).

É essencial prestar atenção a este ponto importante: embora a educação para a saúde seja atualmente vista como uma disciplina aleatória ou misturada com outras disciplinas, é realmente importante não a encarar como uma disciplina luxuosa ou aleatória e tratá-la como as outras disciplinas escolares (Taguipour Zahir, 2000). Por outras palavras, deve ser estabelecido um horário fixo para o ensino dos pontos de educação para a saúde (Network Development Center and Health Service Management Development, 2000; Taguipour Zahir, 2000). A este respeito, é importante utilizar objectos ou equipamentos de ajuda pedagógica (Network Development Center and Health Service Management Development, 2000) e prestar atenção a vários métodos de ensino.

- Educação para a saúde utilizando acidentes e acontecimentos já ocorridos e explicação sobre um doente especial ou um acidente especial que tenha acontecido a um aluno.
- Incorporar questões de saúde nos manuais escolares; por exemplo, através da utilização de proporções, taxas e percentagens e outros pontos educativos, é possível apresentar a educação para a saúde aos alunos.
- Utilizar referências de educação para a saúde que sejam materiais adequados para ensinar e apresentar informações e outras actividades relacionadas com a saúde escolar a alunos e professores.
- Instrução para toda a turma.
- Instrução através de debates, conferências e seminários.
- Utilizar outros materiais, tais como panfletos, imagens, cartazes e filmes, etc.
- Instrução individual e aconselhamento para resolver os problemas dos alunos.
- Instrução pelos pares, que é feita pelos alunos através de diferentes métodos, como teatro, jogos, representação, etc.
- Praticar o ensino como desempenho para a aprendizagem.
- Realização de diferentes exposições.
- Visitas de estudo.

2-2-4 Cuidados de saúde e serviços conexos

Outro programa e atividade no domínio da saúde escolar é a prestação de cuidados de saúde que, por sua vez, é composta por várias actividades.

2-2-4-1-Criação de um perfil de saúde e avaliação da saúde

É obrigatório que todos os alunos do primeiro ano das escolas primárias, secundárias e liceus tenham um perfil de saúde com o nome de ID de saúde. Assim, os alunos são examinados e, em seguida, é elaborado um ID de saúde com as seguintes informações:

- Informações gerais e registos médicos
- Avaliação primária
- Estado de imunização
- Diagramas de massa corporal, altura em função da idade em raparigas e rapazes
- Testes desportivos relacionados com a saúde e as questões relacionadas com esses testes
- Exame médico geral
- Resultados do exame de um médico de clínica geral e de um especialista para os alunos do primeiro ano do ensino básico
- Os resultados do exame do médico de família e do especialista para os alunos do primeiro ano do ensino básico e do ensino secundário.
- Relatório de acompanhamento para recomendações e encaminhamento (Nemati & Alizadeh, 200)

2-2-4-2 Exame de alunos

O exame significa o rastreio ou a procura de uma doença ou de uma perturbação através de testes práticos e rápidos em indivíduos que aparentam ser saudáveis. O exame dos alunos do primeiro ano do ensino primário e do primeiro ciclo do ensino secundário é efectuado no primeiro dia. Para os outros níveis, o exame é efectuado periodicamente (durante o ano letivo, de acordo com a ficha do serviço de saúde dos alunos), ou seja, para além do exame no início do primeiro ano do ensino primário e do primeiro ciclo do ensino secundário, os exames são repetidos pelo menos uma vez por ano e o resultado é comunicado aos pais (Rede

Centro de Desenvolvimento e Desenvolvimento da Gestão dos Serviços de Saúde, 2000). Se houver uma perturbação, serão tomadas as medidas necessárias (Babaeezarch, 2013). As medidas podem incluir a negociação com os pais, o envio dos alunos doentes a um médico ou a centros de saúde (Network Development Center and Health Service Management Development, 2000). São tidos em consideração os seguintes pontos:

2-2-4-2-1 Medição da altura e do peso

A melhor maneira de conhecer a taxa de crescimento dos alunos é medir a sua altura e o seu peso. Através da medição da altura e do peso dos alunos, o indicador de altura será determinado e o estado da alimentação dos alunos será esclarecido.

2-2-4-2-2 Exame da boca e dos dentes

No exame da boca e dos dentes, será tida em consideração a presença de dentes temporários ou de leite com um atraso de 2 anos no crescimento dos dentes permanentes, cáries, germes, dores de dentes, inchaço das gengivas (demasiado sangue, inchaço, dor e secreção) e perturbações cépticas nos lábios, bochechas ou dentes.

2-2-4-2-3 Exame da coluna vertebral

As perturbações da coluna vertebral não são apenas um problema em si, mas também causam outros problemas, como a pressão sobre os pulmões, problemas respiratórios, de circulação sanguínea, etc. Por conseguinte, a coluna vertebral será examinada e serão tidas em conta eventuais perturbações, como o desvio da curvatura.

2-2-4-2-4 Exame da desnutrição

Os sintomas mais comuns de malnutrição são a pneumonia e o bócio; por conseguinte, para diagnosticar a pneumonia, será examinada a parte interna dos lábios e a pálpebra inferior e, para diagnosticar o bócio, será examinada a tiroide dos alunos.

2-2-4-2-5 Exame da pele, do cabelo e das unhas

Examina-se a forma, a cor e qualquer anomalia das unhas, erupções cutâneas, urticária, bolhas e secura da pele, queda excessiva de cabelo, piolhos e fungos na cabeça.

2-2-4-2-6 Avaliação visual

As perturbações da visão têm um impacto negativo no progresso escolar dos alunos. Assim, o exame dos olhos dos alunos e o exame da ambliopia são exames importantes.

2-2-4-2-7 Avaliação da audição

Prestar atenção à audição das crianças antes de entrarem na escola primária e durante a escola é da maior importância, uma vez que a audição é um fator importante na maturidade intelectual dos alunos e afecta o seu crescimento intelectual. Por conseguinte, o exame da audição dos alunos é uma parte importante de todo o processo de exame na escola.

2-2-4-2-8 Exame das perturbações mentais e comportamentais

As perturbações mentais e comportamentais mais comuns em idade escolar são o roer unhas, a gaguez, a agressividade, a depressão e a incontinência urinária. Todas estas perturbações podem ser avaliadas e a incontinência urinária pode ser determinada através de uma conversa com os pais.

2-2-4-2- Talento educativo

É de salientar que o talento educativo dos alunos é determinado por um psicólogo (Centro de Desenvolvimento da Rede e Desenvolvimento da Gestão dos Serviços de Saúde, 2000).

2-2-4-3 Prevenção da propagação de doenças contagiosas

A propagação de doenças contagiosas entre as crianças é bastante ampla (Network Development Center e Health Service Management Development, 2000). Consequentemente, a prevenção da propagação de tais doenças no meio escolar é uma responsabilidade importante do responsável pela saúde escolar. Os alunos devem ser examinados diariamente para identificar os sintomas de doenças contagiosas e, em seguida, devem ser tomadas outras medidas, como informar os pais, permitir que os alunos doentes fiquem em casa, desinfetar o ambiente escolar e fornecer material de higiene para a casa de banho da escola, etc. (Taghipour Zahir, 2010).

2-2-4-4 Primeiros socorros e medidas necessárias para um aluno doente

Para além de prestar atenção à saúde escolar, outras medidas incluem a manutenção do estado de segurança, a realização de exames de rastreio, a comunicação de doenças infecciosas e a capacidade de prestar cuidados de emergência na escola (Berner, *et. al.*, 2007). De facto, outras obrigações em matéria de saúde escolar são cuidar dos alunos em caso de emergência através de primeiros socorros, notificar os pais e coordenar a transferência dos alunos feridos para casa ou para um centro de saúde (Babaee Zarech, 2013).

Examinar pequenos distúrbios, prescrever medicamentos e até cuidar de alunos com necessidades especiais são os poucos serviços que as escolas devem prestar. Para além dos casos mencionados, a segurança, o tratamento físico, os cuidados e a educação dos alunos doentes, os cuidados com a boca e os dentes e até o diagnóstico e o tratamento de doenças sexuais são realizados pela interação das escolas com os sistemas de saúde (Berner *et. al.* 2007).

2-2-4-5 Cuidar de crianças com necessidades especiais (Nemati & Alizadeh, 200).

2-2-2-5 Enfermeiro escolar

O enfermeiro escolar está no centro do serviço de saúde escolar. Um enfermeiro escolar é um enfermeiro profissional ou alguém que possui um certificado, mas não um indivíduo que é meramente chamado de enfermeiro (Departamento de Saúde e Serviços Humanos do Nebraska, 2013), uma vez que os enfermeiros são pessoas capazes de avaliar o estado de saúde dos alunos, realizar e apresentar cuidados de saúde e serviços de saúde, realizar estudos de investigação sobre a saúde escolar, prestar serviços de aconselhamento e até instruir indivíduos (Berner, *et. al.*, 2007). Embora uma pessoa com formação e qualificação em primeiros socorros deva estar presente nas escolas a tempo inteiro (Taghipour Zahir, 2010), deve estar disponível um vigilante de cuidados de saúde por cada 750 estudantes, de acordo com a lei de manutenção, prestação e promoção da saúde dos estudantes no Irão (Head Of Health Group in Education Office, 2011). Os regulamentos relativos à saúde escolar na República Islâmica do Irão exigem que um vigilante dos cuidados de saúde esteja disponível na escola pelo menos três vezes por semana (Motalagh, Chinian, Dashti, 2011).

2-2-2-6 Sala de saúde

É obrigatório que as escolas disponham de uma sala de saúde equipada com todas as comodidades para a realização de actividades relacionadas com a saúde, incluindo educação dietética e sanitária, exames de saúde e primeiros socorros. Uma sala de saúde escolar deve ser limpa e ter luz suficiente. Uma vez que para a ambliopia é necessária uma tabela de optometria ou de Snellen, o comprimento da sala deve ser de, pelo menos, 6 metros. Se for de 5,3 m, então deve haver um espelho para o teste do campo visual. É obrigatório que uma sala de saúde tenha um espaço para mudar de roupa, uma cama de exame com um cobertor, uma almofada e um lençol, uma balança, um estadiómetro, um termómetro, um manómetro, uma tabela de Snellen, um audiómetro, um diapasão, uma lanterna, uma lâmina dura, um espelho dentário, um explorador dentário, um carrinho, uma mesa para ligaduras, desinfectantes para a casa de banho, um caderno para o exame diário e o relatório, material didático (livros, revistas, moulage, ...). Para além dos objectos mencionados, deve existir um estojo de primeiros socorros não só na sala de saúde, mas também no campo desportivo, nas oficinas técnicas e nos laboratórios. Algodão, gaze esterilizada, gaze, diferentes tipos de bandas, diferentes tipos de elásticos, ligaduras adesivas, adesivos, tesouras, pinças, pratos, desinfectantes, talas de diferentes tamanhos, sacos de gelo e sacos de água quente são os objectos que devem estar disponíveis no estojo de primeiros socorros nas escolas (Iran Standard and Research Institute, 2013).

2-3 Estudos Estrangeiros

A unidade de ensino de Connecticut, nos EUA, estudou o serviço de saúde em todo o estado em 2012. Os dados relacionados com o estado dos exames de saúde dos alunos foram recolhidos em linha através de 11 perguntas. A análise dos dados revelou que estes não se encontravam em condições adequadas.

Ezeonu e Akani (2010) realizaram um estudo de curto prazo com o objetivo de avaliar o programa de saúde dos alunos do ensino primário em Abakaliki. Todas as informações relacionadas com as escolas primárias em Abakaliki (16 escolas públicas e 15 escolas privadas) foram recolhidas através de entrevistas com os diretores das escolas. A análise dos dados mostrou que todas as escolas em estudo efectuam os exames de saúde habituais, mas apenas 12,% das escolas mencionadas, especialmente as privadas, se limitam a pedir o exame médico dos alunos no momento da inscrição.

Sanche-Garniner, Pereir e Cesarini (2012) estudaram os efeitos da educação para a saúde na atitude e no desempenho dos estudantes relativamente à proteção da pele contra a luz solar. Este estudo clínico foi realizado com 1365 estudantes que foram selecionados por cluster e o resultado mostrou que a educação para a saúde tem um impacto positivo no conhecimento, na atitude e no comportamento dos estudantes relativamente à proteção da pele. A unidade de cuidados e serviços de saúde e o centro de controlo de doenças nos EUA realizaram uma entrevista com uma direção selecionada e com os funcionários que tinham mais informações sobre os programas de saúde escolar e investigaram as políticas e os programas de saúde em todo o país. O resultado mostrou que a maioria das escolas prestava serviços de saúde, mas o serviço de medidas de prevenção era bastante baixo e, embora 86,3% das escolas tenham um enfermeiro a tempo parcial, a proporção de enfermeiros em relação aos alunos nas escolas é de um enfermeiro para cada 750 alunos (Brener *et. al.* 2007. P. 464). Em 2005, um grupo de investigação analisou dados de 75% das escolas de primeira classe de Washington que concordaram voluntariamente em fornecer informações e a análise revelou que os enfermeiros podem desempenhar um papel significativo na avaliação do estado de saúde dos alunos, encaminhando-os no momento certo, prestando cuidados de saúde aos alunos e ao pessoal, gerindo casas de banho, estabelecendo programas de saúde e também coordenando as escolas com as famílias e o sistema de saúde (Bergeson, Riggers, & Dayball, 2004, p. 4). Ofevwe e Ofili (2003) investigaram o conhecimento, a atitude e o desempenho relativamente à saúde no ensino primário no Egor. Recolheram dados de todas as escolas primárias de Egor (2 escolas públicas e 104 escolas privadas) através de um questionário preenchido pelos diretores das escolas e analisaram os resultados. Concluiu-se que apenas 45,% das escolas examinam os alunos na altura da matrícula e noutras alturas do ano e 31,6 das escolas têm um kit de primeiros socorros.

Ojugo (2003) efectuou um estudo descritivo para investigar a situação dos serviços de saúde para os estudantes do ensino primário no estado de Edo, na Nigéria. Os dados para o estudo foram recolhidos junto de alunos do estado de Edo (1506 alunos) através de um questionário e foram analisados. Verificou-se que apenas 14,3% e 18% dos alunos foram examinados relativamente à visão, à audição e aos dentes, respetivamente.

2-4 Estudos Domésticos

Ghorbanpor *et. al.* (200) estudaram o estado da segurança nas escolas da cidade de Kalaleh. Os dados do seu estudo foram recolhidos em 51 escolas através de um questionário e de observação e foram analisados. Foi revelado que, embora 8% das escolas tivessem um kit de primeiros socorros, 71,4% estavam incompletos.

Shabankhani e Abdolahi (2003) estudaram os indicadores de saúde no contexto escolar nas aldeias da província de Mazandaran. Foram selecionadas aleatoriamente 102 escolas. 48% das escolas situavam-se perto da estrada principal, ao contrário do que era determinado pelas normas. A maior parte delas não dispunha de instalações de água potável separadas das casas de banho e apenas 13,7% tinham um conselheiro de saúde.

Shahriary *et. al.* (2006-2007) estudaram o estado de saúde das escolas em Birjand. No seu estudo analítico-descritivo de 287 escolas (que foram selecionadas através de um censo), foi determinado que as escolas mencionadas não eram de boa qualidade em termos de local e edifício (48,8%), segurança e engenharia (31,1%) e água (74,5%). A situação dos indicadores de saúde nas escolas primárias do distrito um de Sari foi estudada por Zezoly *et. al.* (2008). Neste estudo descritivo, 45 escolas primárias foram selecionadas através de um censo e foram estudadas. Foi revelado que a área de 3% da escola era inferior ao padrão e o estado das instalações sanitárias e de água potável (35,5%) estava abaixo do padrão.

Quadro 2-1, Resumo dos estudos estrangeiros no domínio da saúde escolar

Nome do investigador	Ano	título	resultado
Ezeonu & Akani	2010	Avaliação do programa de avaliação da saúde escolar nas escolas primárias da metrópole de Abakaliki	12,% pediram um exame médico
Sancho-garnier, Pereire, & cesarini	2012	Um ensaio aleatório de grupo para avaliar um programa de educação para a saúde "viver com Sol na escola"	A educação para a saúde tem um efeito positivo na saúde da pele dos estudantes
Serviço de saúde e doença controlo	2006	Investigar as políticas de saúde	a maior parte das escolas presta o principal serviço de saúde
Grupo de investigação	2005	Investigar o serviço de enfermagem em Washington	o papel positivo do enfermeiro escolar no serviço de saúde
Ofovwe & Ofili	2007	conhecimento, atitude e prática do programa de saúde escolar entre professores de escolas primárias na área governamental local de Egor, no estado de Edo	4% das escolas examinaram os alunos no momento da inscrição, 31,6% dispunham de um estojo de primeiros socorros
Ojugo	20333	o estatuto do serviço de saúde para os estudantes do ensino primário no estado de Edo, na Nigéria	14,3% e 18% dos alunos foram examinados relativamente à visão, audição e dentes, respetivamente

Quadro 2-2, Resumo dos estudos nacionais no domínio da saúde escolar

Nome do investigador	Ano	título	resultado
Ghorban pour *et. al.*	200	Um estudo sobre o estado da segurança nas escolas de Kalaleh	primeiro kit adi em 8% das escolas, mas 71,4% estavam incompletos
Shabankhani & Abdolahi	2003	Um estudo sobre os indicadores de saúde nas escolas rurais de Mazandaran	48% situavam-se perto de estradas principais, ao contrário das normas, e a maioria das escolas não dispunha de um bebedouro separado e havia um conselheiro de saúde em

			13,7% das escolas
Shahriari *et. al*	2007	Um estudo sobre o estado de saúde nas escolas de Birjan	inadequado em 48,8% em termos de construção 31,3% de segurança e engenharia e 74,5% de instalações hídricas
Zezoli *et. al.*	2008	Um estudo sobre os indicadores de saúde nas escolas primárias do distrito 1 de Sari	a área de 8% das escolas não era normalizada e o estado das casas de banho era de 64,4% e 35,5% não estava de acordo com as normas

Capítulo 3: Metodologia

3-1 Introdução

Neste capítulo, será explicada a metodologia aplicada neste estudo. Em seguida, para além de descrever a população e a amostragem da investigação, depois de identificar a população e a amostragem, será abordado o volume da amostragem e o processo de amostragem para a recolha de dados. Posteriormente, será determinada a recolha de dados, a validade e a fiabilidade do questionário, a distribuição do questionário, o tipo e as qualidades da análise de dados.

3-2 Metodologia

O presente estudo é um estudo descritivo, avaliativo e de caso. O investigador tem como objetivo investigar um programa (Heninger, 200), descrever as caraterísticas de uma situação de forma descritiva, realista e sistemática. Por outras palavras, o objetivo é relatar a verdade e tudo o que existe sem interferência humana (Naderi & Seyfnaraghi, 17). Além disso, o investigador tenta recolher dados in situ (Delavar, 2002). É por isso que o presente estudo é de tipo avaliativo porque estuda um tipo de programa (como as escolas prestam serviços de saúde) e é também descritivo porque relata como o programa de serviços de saúde é prestado sem quaisquer preconceitos. É também um estudo de caso, uma vez que examina o ambiente natural (onde o programa de serviços de saúde é oferecido).

3-3 População de investigação

A população de investigação refere-se a todas as pessoas, acontecimentos ou coisas sobre os quais o investigador pretende realizar a investigação (Delavar, 2011). No presente estudo, a população de investigação refere-se a todas as escolas primárias da cidade de Chalous (urbanas, rurais, privadas e estatais).

Quadro 3-1 Caraterísticas das escolas primárias de Chalous

	Número
Estado de Tipo	42
privado	5
LocalUrbano	30
rural	17
N.º de alunos inferior a 100	13
100-200	24
200-300	6

300-400	4
géneroMenina	16
Rapaz	11
Misto	20
Soma	47

3-4 Dimensão da amostragem e recolha de dados

No presente estudo, foi aplicada a amostragem probabilística. Todos os membros de uma população são contados e investigados (Statisticians, 2013). A amostragem é igual à população. Assim, neste estudo foram estudadas todas as escolas primárias da cidade de Chalous.

3-5 Instrumentos

3-5-1 Os dados para o presente estudo foram recolhidos através de entrevista e observação cuja lista de verificação era um questionário contendo 2 perguntas de escolha múltipla, as primeiras quatro perguntas estão relacionadas com as caraterísticas gerais das escolas e as perguntas seguintes referem-se à informação sobre as qualidades e caraterísticas do serviço de saúde escolar, tais como a pessoa responsável pelo serviço de saúde, as instalações e o equipamento necessários para o serviço de saúde, a educação para a saúde, o exame dos alunos e a forma como os alunos doentes são tratados. É de notar que as perguntas 10 a 15 e a pergunta 20 constituem a lista de controlo para observação e as restantes perguntas são para entrevista. Também deve ser mencionado que a lista de controlo foi preparada depois de o investigador ter analisado os regulamentos e as questões relacionadas com a saúde escolar; depois, para determinar a validade científica do questionário a partir da validade de conteúdo, o investigador utilizou medidas repetidas.

3-6 Fiabilidade e validade

3-6-1 Validade

A validade refere-se à medida em que o instrumento de recolha de dados pode medir com exatidão o que é suposto medir. Um tipo de validade é a validade de conteúdo, que é utilizada quando um investigador pretende saber em que medida a técnica de recolha de dados pode abranger o objeto de estudo (Azargashb, 17, p. 86-87). Para determinar a validade do estudo atual, o investigador utilizou a validade de conteúdo. Ou seja, depois de estudar livros e artigos de investigação, o investigador começou a preparar o questionário; em seguida, o supervisor e o leitor deste estudo, juntamente com um estatístico, reviram-no e mais 10 professores universitários e peritos avaliaram a validade do conteúdo do questionário e propuseram as suas sugestões. A versão final foi preparada depois de consideradas todas as sugestões das pessoas mencionadas.

O instrumento de recolha de dados foi utilizado após a determinação da validade e da fiabilidade. Em seguida, a investigadora dirigiu-se ao Departamento de Educação de Chalous, munida de uma espécie de carta de recomendação da Universidade Islâmica Azad, filial de Chalous, e, depois de obter as autorizações necessárias, dirigiu-se às escolas. A investigadora explicou os objectivos do estudo aos funcionários das escolas e aos técnicos de saúde (se disponíveis), a fim de os motivar para uma maior cooperação. A investigadora entrevistou estas pessoas e observou o serviço de saúde, bem como o equipamento e as instalações, e preencheu a lista de controlo. Por fim, os dados recolhidos foram analisados.

Quadro 3-2, Variáveis de investigação e perguntas da lista de controlo

Variável	Número da pergunta	Número de perguntas
Informações gerais sobre as escolas	1-4	4
Força humana (Funcionário da saúde)	5-	5
Instalações	10-16	7
Educação para a saúde	17-22	6
Exames periódicos	23	1
Registos de resultados	24	1
Medidas necessárias para as perturbações	25-27	2
Prevenção da propagação de doenças contagiosas	28	1
A pessoa que presta os primeiros socorros	2	1
Medidas para os estudantes doentes	30	1

3-6-2 Fiabilidade

A fiabilidade ou estabilidade de um instrumento de medição significa que quando uma variável é medida duas ou mais vezes através do mesmo dispositivo de medição, o resultado deve ser semelhante em ocasiões diferentes (Azargashb, 17, p. 6-7). A fim de determinar a fiabilidade do instrumento neste estudo, foi utilizada uma medida repetida. Ou seja, numa primeira fase foram escolhidas 10 escolas e o questionário foi preenchido com base na observação e na entrevista nessas 10 escolas. Dez dias mais tarde, foram efectuadas as mesmas entrevistas e observações e os resultados destas duas ocasiões foram comparados e foram feitas as revisões necessárias.

3-6-3 Tipo e caraterísticas dos dados

Neste estudo, alguns dos dados eram qualitativos e outros quantitativos. Em termos de escala de medição, os dados eram numéricos, ordinais e intervalares.

3-6-4 Procedimento de análise de dados

Para analisar os dados, foi utilizada a estatística descritiva (frequência e percentagem) e os resultados são apresentados em 35 quadros.

Capítulo 4: Análise de dados

4-1 Introdução

Neste capítulo, são apresentados os resultados da análise dos dados da lista de verificação das entrevistas e da observação completa das escolas primárias de Chalous. No início, foram determinadas as caraterísticas gerais das escolas e, em seguida, através de estatísticas descritivas (frequência e percentagem), foram avaliadas as questões relacionadas com o serviço de saúde escolar nas escolas primárias da cidade de Chalous.

4-2 Caraterísticas gerais das escolas

As caraterísticas gerais das escolas primárias de Chalous são apresentadas nos quadros 4-1 e 4-2.

Quadro 4-1 Distribuição de frequências das escolas primárias em Chalous com base nas caraterísticas gerais

		Frequência	Percentagem
Tipo	Estado	42	89.4
	Privado	5	6.10
Local	urbano	30	8.63
	rural	17	2.36
N.º de alunos	Menos de 100	13	7.27
	100-200	24	1.51
	200-300	6	8.12
	Mais de 300	4	5.8
Género	Gril	16	0.34
	Rapaz	11	4.23
	Misto	20	6.42
Soma		47	100

O quadro 4-1 mostra que a maioria das escolas primárias de Chalous são estatais, urbanas, mistas, com uma população de 100 a 200 alunos, em termos de tipo, local, número de alunos e sexo.

Quadro 4-2, Distribuição de frequências dos alunos do ensino primário em Chalous com base nas caraterísticas gerais

		Número	Média	Min.	Máximo	Soma
Tipo	Estado	42	142	21	400	574
	Privado	5	226	130	404	1128
Local	urbano	30	188	74	404	5637
	rural	17	86	21	157	1465
Género	Gril	16	185	95	400	260
	Rapaz	11	214	120	404	2356
	Misto	20	89	21	157	178
Soma		47				7102

De acordo com a tabela 4-2, cerca de 7102 alunos estão ocupados a estudar nas escolas primárias de Chalous. Na turma menos populosa, há 21 alunos e pertence a uma escola estatal, rural e mista, e na turma mais populosa, há 404 alunos e pertence a uma escola privada e urbana para rapazes.

4-3 A resposta às perguntas

O projeto atual, intitulado "uma investigação sobre a situação da prestação de serviços de saúde nas escolas primárias de Chalous", procura responder a 11 questões menores e cada questão é tratada através de um ou mais quadros.

4-3-1 Pergunta 1

Qual é a situação da força humana que presta serviços de saúde nas escolas primárias de Chalous?

Para responder a esta pergunta, temos de analisar os cinco quadros de 4-3 a 4-7.

Quadro 4-3, Distribuição de frequências das escolas primárias em Chalous com base no funcionário da saúde

Funcionário da saúde			Sim	Não	soma
Tipo	Estado	Frequência	24	18	42
		Percentagem	57	43	100
	Privado	Frequência	5	0	5
		Percentagem	100	0	100
Local	Urbano	Frequência	12	18	30
		Percentagem	40	60	100
	Rural	Frequência	17	0	17
		Percentagem	100	0	100
N.º de alunos	Menos de 100	Frequência	11	2	13
		Percentagem	85	15	100
	100-200	Frequência	11	13	24
		Percentagem	46	54	100
	200-300	Frequência	4	2	6
		Percentagem	67	33	100
	Mais de 300	Frequência	3	1	4
		Percentagem	75	25	100
Género	Rapariga	Frequência	6	10	16
		Percentagem	38	63	100
	Rapaz	Frequência	5	6	
		Percentagem	45	55	100
	Misto	Frequência	18	2	20
		Percentagem	90	10	100
Soma		Frequência	29	18	47
		Percentagem	62	38	100

De acordo com o quadro 4-3, 62% das escolas têm um responsável pelo serviço de saúde e 38% não têm essa pessoa. A frequência e a percentagem de escolas privadas, rurais e mistas com menos de 100 alunos e com uma pessoa responsável pelos serviços de saúde é superior à dos outros tipos de escolas.

De acordo com a tabela 4-4, 26% das escolas têm um técnico de saúde que é membro do Departamento de Educação. A frequência e a percentagem de escolas privadas e urbanas com mais de 300 alunos do sexo masculino e com um delegado de saúde como membro do Departamento de Educação são superiores às das outras escolas.

Quadro 4-4, Distribuição de frequências da filiação dos funcionários da saúde em organizações nas escolas primárias de Chalous

Organização			Sistema de saúde	Departamento de Educação	soma
Tipo	Estado	Frequência	17	7	24
		Percentagem	40	17	
	Privado	Frequência	0	5	5
		Percentagem	0	100	
Local	Urbano	Frequência	0	12	12
		Percentagem	0	40	
	Rural	Frequência	17	0	17
		Percentagem	100	0	
N.º de alunos	Menos de 100	Frequência	10	1	11
		Percentagem	77	8	
	100-200	Frequência	7	4	11
		Percentagem	29	17	
	200-300	Frequência	0	4	4
		Percentagem	0	67	
	Mais de 300	Frequência	0	3	3
		Percentagem	0	75	
Género	Rapariga	Frequência	1	5	6
		Percentagem	6	31	
	Rapaz	Frequência	0	5	5
		Percentagem	0	45	
	Misto	Frequência	16	2	18
		Percentagem	80	10	
Soma		Frequência	17	12	29
		Percentagem	36	26	

De acordo com o quadro 4-5, menos de metade das escolas têm um delegado de saúde com formação na área da saúde (formação em higiene e cuidados de saúde). Em algumas escolas privadas e rurais com menos de 100 alunos e escolas mistas, existe um delegado de saúde com formação na área da saúde, mas noutras escolas não existe.

Quadro 4-5, Distribuição da frequência da área de estudo dos funcionários da saúde nas escolas primárias de Chalous

			Área de estudo não relacionada	Domínio de estudo relacionado	soma
Tipo	Estado	Frequência	20	4	24
		Percentagem	48	10	
	Privado	Frequência	3	2	5
		Percentagem	60	40	
Local	Urbano	Frequência	6	6	12
		Percentagem	20	20	
	Rural	Frequência	17	0	17
		Percentagem	100	0	
N.º de alunos	Menos de 100	Frequência	10	1	11
		Percentagem	77	8	
	100-200	Frequência	9	2	11
		Percentagem	38	8	
	200-300	Frequência	2	2	4
		Percentagem	33	33	
	Mais de 300	Frequência	2	1	3
		Percentagem	50	25	
Género	Rapariga	Frequência	5	1	6
		Percentagem	31	6	
	Rapaz	Frequência	2	3	5
		Percentagem	18	27	
	Misto	Frequência	16	2	18
		Percentagem	80	10	
Soma		Frequência	23	6	29
		Percentagem	49	13	

De acordo com a tabela 6-4, a maioria dos formadores da área da saúde com uma área de estudo afim tinha um diploma e apenas 6% tinham um diploma de licenciatura ou superior. A maioria dos formadores das escolas públicas possuía um diploma e nas escolas privadas tinham um grau de associado. Todos os formadores das escolas urbanas tinham um grau de associado ou superior, enquanto 4% dos formadores das escolas rurais tinham um diploma. O menor grau de escolaridade está associado a escolas com menos de 100 alunos e o maior grau de escolaridade está associado a instrutores de escolas com mais de 300 alunos. A percentagem de escolas com instrutores com o grau de ensino mais baixo e mais elevado refere-se a escolas mistas e femininas, respetivamente.

Quadro 4-6, Distribuição de frequências do grau de licenciatura dos funcionários da saúde com área afim nas escolas primárias de Chalous

			Diploma	Grau de associado	Licenciatura ou superior	soma
Tipo	Estado	Frequência	16	2	2	20
		Percentagem	38	5	5	
	Privado	Frequência	0	2	1	3
		Percentagem	0	40	20	
Local	Urbano	Frequência	0	3	3	6
		Percentagem	0	10	10	
	Rural	Frequência	16	1	0	17
		Percentagem	94	6	0	
N.º de alunos	Menos de 100	Frequência	9	1	0	10
		Percentagem	69	8	0	
	100-200	Frequência	7	1	1	9
		Percentagem	29	4	4	
	200-300	Frequência	0	1	1	2
		Percentagem	0	17	17	
	Mais de 300	Frequência	0	1	1	2
		Percentagem	0	25	25	
Género	Rapariga	Frequência	1	2	2	5
		Percentagem	6.25	12.5	12.5	
	Rapaz	Frequência	0	1	1	2
		Percentagem	0	9	9	
	Misto	Frequência	15	1	0	16
		Percentagem	75	5	0	
Soma		Frequência	16	4	3	23
		Percentagem	34	9	6	

De acordo com o quadro 4-7, a presença mais frequente de um agente de saúde nas escolas primárias de Chalous é uma vez por mês. O número de vezes que os técnicos de saúde estão presentes nas escolas privadas, urbanas e masculinas com mais de 300 alunos é superior ao das outras escolas.

4-3-2 Pergunta 2

Qual é a situação do equipamento e das instalações necessárias para a prestação de serviços de saúde nas escolas primárias de Chalous?

Para responder a esta pergunta, são utilizadas 10 tabelas de 4-8 a 4-17. As tabelas 4-8 e 4-17 referem-se à disponibilidade de uma sala de saúde e às suas dimensões. As tabelas 4-10 e 4-11 referem-se ao estado dos objectos e do equipamento para exame. Os quadros 4-12 a 4-15 referem-se ao estojo de primeiros socorros e ao seu conteúdo. Os quadros 4-16 e 4-17 mostram a presença de material didático para educação para a saúde e o seu número.

Quadro 5-7, Distribuição da frequência da presença de funcionários da saúde nas escolas primárias de Chalous

			Todos os dias	Dia sim, dia não	Duas vezes por semana	Uma vez por semana	Uma vez por mês	Ocasionalmente	soma
Tipo	Estado	Frequência	1	2	4	0	16	1	24
		Percentagem	2	5	10	0	38	2	
	Privado	Frequência	3	1	0	1	0	0	5
		Percentagem	60	20	0	20	0	0	
Local	Urbano	Frequência	4	3	4	1	0	0	12
		Percentagem	13	10	13	3	0	0	
	Rural	Frequência	0	0	0	0	16	1	17
		Percentagem	0	0	0	0	94	6	
N.º de alunos	Menos de 100	Frequência	0	0	1	0	9	1	11
		Percentagem	0	0	8	0	69	8	
	100-200	Frequência	1	2	1	0	7	0	11
		Percentagem	4	8	4	0	29	0	
	200-300	Frequência	1	0	2	1	0	0	4
		Percentagem	17	0	33	17	0	0	
	mais de 300	Frequência	2	1	0	0	0	0	3
		Percentagem	50	25	0	0	0	0	
Género	Rapariga	Frequência	2	2	1	1	0	0	6
		Percentagem	13	12.5	7	7	0	0	
	Rapaz	Frequência	2	1	2	0	0	0	5
		Percentagem	18	9	18	0	0	0	
	Misto	Frequência	0	0	1	0	16	1	18
		Percentagem	0	0	5	0	80	5	
Soma		Frequência	4	3	4	1	16	1	29
		Percentagem	9	6	9	2	34	2	

De acordo com o quadro 4-8, apenas 17% das escolas dispunham de uma sala de saúde. Algumas das escolas privadas, urbanas e femininas com mais de 300 alunos dispunham de uma sala de saúde.

Quadro 4-8, Distribuição da frequência da sala de saúde nas escolas primárias de Chalous

Sala de saúde			Sim	Não	soma
Tipo	Estado	Frequência	7	35	42
		Percentagem	17	83	
	Privado	Frequência	1	4	5
		Percentagem	20	80	
Local	Urbano	Frequência	8	22	30
		Percentagem	27	73	
	Rural	Frequência	0	17	17
		Percentagem	0	100	
N.º de alunos	Menos de 100	Frequência	1	12	13
		Percentagem	8	92	
	100-200	Frequência	3	21	24
		Percentagem	13	88	
	200-300	Frequência	2	4	6
		Percentagem	33	67	
	Mais de 300	Frequência	2	2	4
		Percentagem	50	50	
Género	Rapariga	Frequência	4	12	16
		Percentagem	25	75	
	Rapaz	Frequência	2	9	11
		Percentagem	18	82	100
	Misto	Frequência	2	18	20
		Percentagem	10	90	100
Soma		Frequência	8	39	47
		Percentagem	17	83	100

De acordo com a tabela 4, a maioria das salas de saúde nas escolas primárias tem uma dimensão de 3x4 metros e apenas 6% das salas de saúde tinham 6 metros ou mais de comprimento. Algumas das escolas estatais, urbanas e femininas com 200 a 300 alunos têm mais salas de saúde com mais de 6 metros ou mais de comprimento.

Quadro 4 - Distribuição da frequência da área da sala de saúde nas escolas primárias de Chalous

Dimensões da sala de saúde			1.5*2	3*4	4*7	soma
Tipo	Estado	Frequência	0	4	3	7
		Percentagem	0	10	7	
	Privado	Frequência	1	0	0	1
		Percentagem	20	0	0	
Local	Urbano	Frequência	1	4	3	8
		Percentagem	3	13	10	
	Rural	Frequência	0	0	0	0
		Percentagem	0	0	0	0
N.º de alunos	Menos de 100	Frequência	0	1	0	1
		Percentagem	0	8	0	
	100-200	Frequência	1	2	0	3
		Percentagem	4	8	0	
	200-300	Frequência	0	0	2	2
		Percentagem	0	0	33	0
	Mais de 300	Frequência	0	1	1	2
		Percentagem	0	25	25	
Género	Rapariga	Frequência	1	1	2	4
		Percentagem	6	6	13	
	Rapaz	Frequência	0	1	1	2
		Percentagem	0	9	9	
	Misto	Frequência	0	2	0	2
		Percentagem	0	10	0	
Soma		Frequência	1	4	3	8
		Percentagem	2	9	6	

De acordo com a tabela 4-10, o equipamento mais e menos necessário para exame nas escolas primárias de Chalous era uma balança (4%) e um diapasão (0%). A percentagem de escolas privadas e urbanas que possuem a maioria dos objectos e equipamentos necessários para o exame é superior à das escolas públicas e rurais. O leito e o monitor de pressão arterial nas escolas com 200 a 300 alunos, a balança, o estadiômetro, o gráfico de Stellen e o gotejador Blang nas escolas com mais de 300 alunos foram superiores aos das demais escolas. Além disso, equipamentos como termómetro, gráfico de Stellen e gotejamento Blang eram mais frequentes nas escolas femininas e outros objectos eram mais frequentes nas escolas masculinas.

Table 4-10, Frequency distribution of essential objects for examination in Chalous primary schools

examination objects			examination bed	scale	Stadiometer	Thermometer	blood pressure monitor	Stellen Chart	diapason	Torch	hang dripping	other	sum
type	state	Frequency	5	20	13	10	13	14	0	2	3	4	84
		Percentage	12	48	31	24	31	33	0	5	7	10	
	private	frequency	2	3	3	2	3	3	0	1	2	1	20
		percentage	40	60	60	40	60	60	0	20	40	20	
place	urban	frequency	7	16	14	10	15	14	0	2	4	5	87
		percentage	23	53	47	33	50	47	0	7	13	17	
	rural	frequency	0	7	2	2	1	3	0	1	1	5	22
		percentage	0	41	12	12	6	18	0	6	6	29	
No. of students	less than 100	Frequency	0	6	2	3	3	3	0	1	1	0	19
		percentage	0	46	15	23	23	23	0	8	8	0	
	100-200	Frequency	1	11	9	4	7	6	0	2	2	2	44
		tage	4	46	38	17	29	25	0	8	8	8	
	200-300	Frequency	4	2	2	3	4	4	0	0	0	1	20
		percentage	67	33	33	50	67	67	0	0	0	17	
	more than 300	Frequency	2	4	3	2	2	4	0	0	2	2	21
		percentage	50	100	75	50	50	100	0	0	50	50	
gender	girl	Frequency	3	8	7	6	5	9	0	1	3	2	44
		percentage	19	50	44	38	31	56	0	6	19	13	
	boy	Frequency	4	7	6	4	7	5	0	1	1	3	38
		percentage	36	64	55	36	64	45	0	9	9	27	
	coed	frequency	0	8	3	2	4	3	0	1	1	0	22
		percentage	0	40	15	10	20	15	0	5	5	0	
Sum		Frequency	7	23	16	12	16	17	0	3	5	5	104
		Percentage	15	49	34	26	34	36	0	6	11	11	

De acordo com a tabela 4-11, apenas 2% das escolas têm oito objectos necessários para o exame e o maior número de objectos foi de 1 a 3 objectos apenas em 1% das escolas. A percentagem de escolas privadas, urbanas e masculinas com mais de 300 alunos com mais e com mais objectos necessários era superior à de metade das escolas.

Quadro 4-11, Distribuição de frequências dos objectos essenciais para os exames nas escolas primárias de Chalous

Objectos diferentes			0	1	2	3	4	5	6	8	soma
Tipo	Estado	Frequência	11	9	6	9	r	2	2	0	42
		Percentagem	26	21	14	21	7	5	5	0	
	Privado	Frequência	1	0	1	0	1	0	1	1	5
		Percentagem	20	0	20	0	20	0	20	20	
Local	Urbano	Frequência	3	5	5	0	3	1	3	1	30
		Percentagem	10	17	17	30	10	3	10	3	
	Rural	Frequência	9	4	2	0	1	1	0	0	17
		Percentagem	53	24	12	0	6	6	0	0	
N.º de alunos	Menos de 100	Frequência	6	2	1	2	1	1	0	0	13
		Percentagem	46	15	8	para	8	8	0	0	
	100-200	Frequência	6	6	5	6	0	0	0	1	24
		Percentagem	25	25	21	25	0	0	0	4	
	200-300	Frequência	0	1	1	0	3	1	0	0	6
		Percentagem	0	17	17	0	50	17	0	0	
	Mais de 300	Frequência	0	0	0	1	0	0	3	0	4
		Percentagem	0	0	0	25	0	0	75	0	
Género	Rapariga	Frequência	2	2	4	5	1	0	1	1	16
		Percentagem	13	13	25	31	6	0	6	6	
	Rapaz	Frequência	1	1	1	3	2	1	2	0	11
		Percentagem	9	9	9	27	18	9	18	0	
	Misto	Frequência	9	6	2	1	1	1	0	0	20
		Percentagem	45	3	10	5	5	5	0	0	
Soma		Frequência	12	9	7	9	4	2	3	1	47
		Percentagem	26	19	15	19	9	4	6	2	

De acordo com o quadro 4-12, a maioria das escolas em estudo possui um estojo ou saco de primeiros socorros. A percentagem de escolas privadas, rurais e de raparigas com 200 a 300 alunos e com um estojo ou saco de primeiros socorros era superior à das outras escolas.

Quadro 4-12 Distribuição de frequências da presença de estojo ou saco de primeiros socorros nas escolas primárias de Chalous

Estojo ou saco de primeiros socorros			Sim	Não	soma
Tipo	Estado	Frequência	28	14	42
		Percentagem	67	33	100
	Privado	Frequência	5	0	5
		Percentagem	100	0	100
Local	Urbano	Frequência	21		30
		Percentagem	70	30	100
	Rural	Frequência	12	5	17
		Percentagem	71	2	100
N.º de alunos	Menos de 100	Frequência	10	3	13
		Percentagem	77	23	100
	100-200	Frequência	14	10	24
		Percentagem	58	42	100
	200-300	Frequência	5	1	6
		Percentagem	883	17	100
	Mais de 300	Frequência	4	0	4
		Percentagem	100	0	100
Género	Rapariga	Frequência	13	3	16
		Percentagem	81	1	100
	Rapaz	Frequência	7	4	11
		Percentagem	64	36	100
	Misto	Frequência	13	7	20
		Percentagem	65	35	100
Soma		Frequência	33	14	47
		Percentagem	70	30	100

Table 4-13, Frequency distribution of the content of first aid kit or bag in Chalous primary schools

content			cotton	gauze	erile gau	mple ba	bber ba	adhesive	ma adhe	scissors	foceps	gallipot	betadine	splin	ice bag	water ba	other	sum
type	state	requenc	33	23	14	30	16	22	15	24	15	13	26	1	2	4	10	248
		percentag	79	55	33	71	38	52	36	57	36	31	62	2	5	10	24	
	private	requenc	4	3	3	5	3	5	5	3	2	0	4	0	1	0	3	41
		percentag	80	60	60	100	60	100	100	60	40	0	80	0	20	0	60	
place	urban	requenc	24	16	13	24	17	18	16	20	16	11	21	1	3	3	11	214
		percentag	80	53	43	80	57	60	53	67	53	37	70	3	10	10	37	
	rural	requenc	3	10	4	11	2	9	4	7	1	2	9	0	0	1	2	65
		percentag	18	59	24	65	12	53	24	41	6	12	53	0	0	6	12	
of stude	s than 1	requenc	9	8	4	9	4	7	4	4	2	4	6	0	0	0	1	62
		percentag	69	62	31	69	31	54	31	31	15	31	46	0	0	0	8	
	100-200	requenc	19	12	9	19	9	14	10	15	10	2	16	0	0	1	7	143
		percentag	79	50	38	79	38	58	42	63	42	8	67	0	0	4	29	
	200-300	requenc	6	5	2	5	4	4	3	5	3	4	5	0	1	2	2	51
		percentag	100	83	33	83	67	67	50	83	50	67	83	0	17	33	33	
	more than 3	requenc	3	1	2	3	2	2	3	3	2	3	3	1	2	1	3	34
		percentag	75	25	50	75	50	50	75	75	50	75	75	25	50	25	75	
gender	girl	requenc	15	8	8	13	9	12	10	12	9	6	12	0	2	1	6	123
		percentag	94	50	50	81	56	75	63	75	56	38	75	0	13	6	38	
	boy	requenc	8	8	5	9	6	5	5	7	6	3	9	1	1	2	5	80
		percentag	73	73	45	82	55	45	45	64	55	27	82	9	9	18	45	
	coed	requenc	14	10	4	13	4	10	5	8	2	4	9	0	0	1	2	86
		percentag	70	50	20	65	20	50	25	40	10	20	45	0	0	5	10	
sum		Frequenc	37	26	17	35	19	27	20	27	17	13	30	1	3	4	13	289
		percentag	79	55	36	74	40	57	43	57	36	28	64	2	6	9	28	

De acordo com a tabela 4-13, mais de metade das escolas não dispunha de todo o equipamento necessário para um estojo de primeiros socorros. O objeto mais e menos disponível era o algodão e a tala, respetivamente. A percentagem de escolas privadas que dispunham de todo o equipamento e objectos necessários para um estojo de primeiros socorros (exceto galipot, tala, saco de água quente) era superior à das outras escolas. Com exceção da gaze simples, os outros objectos eram mais numerosos nas escolas urbanas do que nas escolas rurais. Algodão, gaze, diferentes tipos de bandas, adesivo, tesoura, iodo (Betadine), saco de água quente nas escolas com 200 a 300 alunos, gaze esterilizada, banda, adesivo, gallipot, tala, saco de gelo nas escolas com mais de 300 alunos e fórceps em ambas eram mais do que nas outras escolas. A gaze, a banda simples, o gallipot, a tala e o saco de gelo na escola dos rapazes e todos os objectos nas escolas das raparigas eram mais do que os das outras escolas.

Quadro 14-4, Distribuição de frequências de diferentes tipos de objectos num estojo de primeiros socorros nas escolas primárias de Chalous

vários conteúdos			1	3	5	6	7	8	9	10	11	soma
tipo	Estado	Frequência	4	5	8	8	1	2	3	2	2	35
		percentagem	10	12	19	19	2	5	7	5	5	
	privado	Frequência	0	0	0	2	0	0	2	0	1	5
		percentagem	0	0	0	40	0	0	40	0	20	
lugar	urbano	Frequência	2	2	2	6	1	2	5	2	3	25
		percentagem	7	7	7	20	3	7	17	7	10	
	rural	Frequência	2	3	6	4	0	0	0		0	15
		percentagem	12	18	35	24	0	0	0	0	0	
N.º de alunos	menos de 100	Frequência	2	2	4	2	0	0	0	0	1	11
		percentagem	15	15	31	15	0	0	0	0	8	
	100-200	Frequência	2	3	3	6	1	2	0	1	1	19
		percentagem	8	13	13	25	4	8	0	4	4	
	200-300	Frequência	0	0	0	2	0	0	3	0	1	6
		percentagem	0	0	0	33	0	0	50	0	17	
	mais de300	Frequência	0	0	1	0	0	0	2	1	0	4
		percentagem	0	0	25	0	0	0	50	25	0	
género	rapariga	Frequência	0	1	3	3	1	1	2	2	2	15
		percentagem	0	6	19	19	6	6	13	13	13	
	rapaz	Frequência	0	1	1	3	0	0	3	0	1	9
		percentagem	0	9	9	27	0	0	27	0	9	
	misto	Frequência	4	3	4	4	0	1	0	0	0	16
		percentagem	20	15	20	20	0	5	0	0	0	
soma		Frequência	4	5	8	10	1	2	5	2	3	40
		percentagem	9	11	17	21	2	4	11	4	6	

De acordo com a tabela 4-14, o número mais elevado de diferentes tipos de objectos num estojo de primeiros socorros nas escolas foi de oito, correspondendo apenas a 21%. A variedade de objectos nas escolas privadas e urbanas com 200 a 300 alunas era superior à das outras escolas.

Quadro 4-15, Distribuição da frequência da qualidade de cada objeto do estojo de primeiros socorros nas escolas primárias de Chalous

Qualidade dos objectos			Sim	Não	soma
tipo	Estado	Frequência	7	35	42
		percentagem	17	83	100
	privado	Frequência	2	3	5
		percentagem	40	60	100
lugar	urbano	Frequência	5	25	30
		percentagem	17	83	100
	rural	Frequência	4	13	17
		percentagem	24	76	100
N.º de alunos	menos de100	Frequência	4	9	13
		percentagem	31	69	100
	100-200	Frequência	2	22	24
		percentagem	8	92	100
	200-300	Frequência	2	4	6
		percentagem	33	67	100
	mais de 300	Frequência	1	3	4
		percentagem	25	75	100
género	rapariga	Frequência	2	14	16
		percentagem	13	88	100
	rapaz	Frequência	3	8	11
		percentagem	27	73	100
	misto	Frequência	4	16	20
		percentagem	20	80	100
soma		Frequência	9	38	47
		percentagem	19	81	100

De acordo com a tabela 4-15, o número de cada objeto do estojo de primeiros socorros na maioria das escolas não era suficiente e esta deficiência nas escolas estatais, urbanas e femininas com 100 a 200 alunos era superior à das outras escolas.

Table 4-16. Frequency distribution of different kinds of teaching aids for health education in Chalous primary schools

teaching aid			pamphlet	poster	moulage	Film	other	sum
type	state	Frequency	22	23	22	2	0	69
		percentage	52	55	52	5	0	
	private	Frequency	3	4	4	3	1	15
		percentage	60	80	80	60	20	
place	urban	Frequency	9	11	10	5	1	36
		percentage	30	37	33	17	3	
	rural	Frequency	16	16	16	0	0	48
		percentage	94	94	94	0	0	
No. of students	less than100	Frequency	9	9	10	0	0	28
		percentage	69	69	77	0	0	
	100-200	Frequency	12	11	10	2	1	36
		percentage	50	46	42	8	4	
	200-300	Frequency	1	3	3	1	0	8
		percentage	17	50	50	17	0	
	more than 300	Frequency	3	4	3	2	2	14
		percentage	75	100	75	50	50	
gender	girl	Frequency	6	6	6	2	1	21
		percentage	38	38	38	13	6	131
	boy	Frequency	4	5	4	3	0	16
		percentage	36	45	36	27	0	
	coed	Frequency	15	16	16	0	0	47
		percentage	75	80	80	0	0	
sum		Frequency	25	27	26	5	1	84
		percentage	53	57	55	11	2	

De acordo com a tabela 4-16, em quase metade das escolas, havia um panfleto, um cartaz, moulage dentária, mas uma pequena percentagem de escolas tinha outros materiais didácticos. Todos os materiais didácticos das escolas privadas, urbanas e mistas eram mais numerosos do que os das outras escolas. O panfleto e o cartaz nas escolas com mais de 300 alunos e a moulage dentária nas escolas com menos de 100 alunos eram superiores aos das outras escolas.

Quadro 4-17, Distribuição de frequências da variedade de material didático para a educação para a saúde nas escolas primárias de Chalous

Variedade de objectos			0	1	2	3	4	5	soma
tipo	Estado	Frequência	16	5	1	18	2	0	**42**
		percentagem	38	12	2	43	5	0	**100**
	privado	Frequência	0	2	0	0	2	1	**5**
		percentagem	0	40	0	0	40	20	**100**
lugar	urbano	Frequência	15	7	1	2	4	1	**30**
		percentagem	50	23	3	7	13	3	**100**
	rural	Frequência	1	0	0	16	0	0	**17**
		percentagem	6	0	0	94	0	0	100
N.º de alunos	menos de 100	Frequência	3	1	0	9	0	0	**13**
		percentagem	23	8	0	69	0	0	**100**
	100-200	Frequência	11	3	0	8	1	1	**24**
		percentagem	46	13	0	33	4	4	**100**
	200-300	Frequência	2	2	1	0	1	0	**6**
		percentagem	33	33	17	0	17	0	**100**
	mais de 300	Frequência	0	1	0	1	2	0	**4**
		percentagem	0	25	0	25	50	0	**100**
género	rapariga	Frequência	7	4	1	2	1	1	**16**
		percentagem	44	25	6	13	6	6	**100**
	rapaz	Frequência	6	1	0	1	3	0	**11**
		percentagem	55	9	0	9	27	0	**100**
	misto	Frequência	3	2	0	15	0	0	**20**
		percentagem	15	10	0	75	0	0	**100**
			F _ _		F _	/ 18	F .	F _	
soma		Frequência	16	7	1		4	1	**47**
		percentagem	34	15	2	38	9	2	**100**

De acordo com a tabela 4-17, em quase metade das escolas havia 3 ou mais tipos de material didático na educação para a saúde e esta situação nas escolas privadas, rurais e mistas com mais de 300 alunos era melhor do que nas outras escolas.

4-3-3 Pergunta 3

Qual é a situação do horário de educação para a saúde nas escolas primárias de Chalous?

Para responder a esta pergunta, são utilizados quatro quadros de 4-18 a 4-21. Os dois quadros 4-18 e 4-1 mostram o calendário da educação para a saúde a nível da escola, o quadro 4-20 mostra como foram preparados os calendários da educação para a saúde a nível da turma e o quadro 4-21 mostra a duração de cada aula de educação para a saúde.

Quadro 4-18, Distribuição de frequências do horário de educação para a saúde a nível da escola nas escolas primárias de Chalous

Horário		totalmente limpo		Não claro	éNão	Soma
tipo	Estado	Frequência	19	8	15	42
		percentagem	45	19	36	100
	privado	Frequência	3	2	0	5
		percentagem	60	40	0	100
lugar	urbano	Frequência	6	10	14	30
		percentagem	20	33	47	100
	rural	Frequência	16	0	1	17
		percentagem	94	0	6	100
N.º de alunos	menos de 100	Frequência	9	1	3	13
		percentagem	69	8	23	100
	100-200	Frequência	9	5	10	24
		percentagem	38	21	42	100
	200-300	Frequência	2	2	2	6
		percentagem	33	33	33	100
	mais de 300	Frequência	2	2	0	4
		percentagem	50	50	0	100
género	rapariga	Frequência	5	5	6	16
		percentagem	31	31	38	100
	rapaz	Frequência	2	3	6	11
		percentagem	18	27	55	100
	misto	Frequência	15	2	3	20
		percentagem	75	10	15	100
soma		Frequência	22	10	15	47
		percentagem	47	21	32	100

O Quadro 4-18 mostra que menos de metade das escolas dispunha de um horário claro para a educação para a saúde. A percentagem de escolas privadas, rurais e mistas com menos de 100 alunos, que utilizavam um horário claro para a educação para a saúde, era superior à das outras escolas.

Quadro 4-1, Distribuição de frequências do horário de educação para a saúde a nível da escola nas escolas primárias de Chalous

T Iemtabling			todos os dias <	5todas semanastodas semanas	as as		semanastodas semanastodas	as as	hs soma
tipo	Estado	frequência	0	0	0		19	0	19
		percentagem	0	0	0		45	0	
	privado	frequência	0	1	0		2	0	3
		percentagem	0	20	*0*	0	40	0	
lugar	urbano	frequência	0	1	0		5	0	6
		percentagem	0	3	0		17	0	
	rural	frequência	0	0	0		16	0	16
		percentagem	0	0	0		94	0	
N.º de alunos	menos de 100	frequência	0	0	0		9	0	9
		percentagem	0	0	0		69	0	
	100-200	frequência	0	1	0		8	0	9
		percentagem	0	4	*0*	0	33	0	
	200-300	frequência	0	0	0		2	0	2
		percentagem	0	0	0		33	0	
	mais de 300	frequência	0	0	0		2	0	2
		percentagem	0	0	0		50	0	
género	rapariga	frequência	0	1	0		4	0	5
		percentagem	0	6	0		25	0	
	rapaz	frequência	0	0	0		2	0	2
		percentagem	0	0	0		18	0	
	misto	frequência	0	0	0		15	0	15
		percentagem	0	0	0		75	0	
soma		frequência	0	1	0		21	0	22
		percentagem	0	2	0		47	0	

De acordo com a tabela 4-1, a maioria dos horários de educação para a saúde na escola eram mensais e apenas 2% das escolas seguiam um horário semanal. A percentagem de escolas privadas, urbanas e de raparigas com 100 a 200 alunos com um horário de educação para a saúde fraco era superior à das outras escolas.

Quadro 4-20, Distribuição de frequências do horário de educação para a saúde ao nível da turma nas escolas primárias de Chalous

Horário das aulas			independente	outros	Soma
tipo	Estado	Irequência	0	27	27
		Percentagem	0	64	
	privado	Irequência	0	5	5
		Percentagem	0	100	
lugar	urbano	Irequência	0	16	16
		Percentagem	0	53	
	rural	Irequência	0	16	16
		Percentagem	0	94	
N.º de alunos	menos de 100	Irequência	0	10	10
		Percentagem	0	77	
	100-200	Irequência	0	14	14
		Percentagem	0	58	
	200-300	Irequência	0	4	4
		Percentagem	0	67	
	mais de 300	Irequência	0	4	4
		Percentagem	0	100	
Género	rapariga	Irequência	0	10	10
		Percentagem	0	63	
	rapaz	Irequência	0	5	5
		Percentagem	0	45	
	Misto	Irequência	0	17	17
		Percentagem	0	85	
Soma		Irequência	0	32	32
		Percentagem	0	68	

De acordo com a tabela 4-20, nenhuma das escolas em estudo utilizou um horário independente das outras disciplinas (para a educação para a saúde).

Quadro 4-21, Distribuição da frequência da duração de cada aula de educação para a saúde nas escolas primárias de Chalous

Duração		20 minutos	20-30	30-40	mais de 40	soma
tipo	Estado	Frequência 27	0	0	0	27
		percentagem 64	0	0	0	
	privado	Frequência 2	1	1	1	5
		percentagem 40	20	20	20	
lugar	urbano	Frequência 13	1	1	1	16
		percentagem 43	3	3	3	
	rural	Frequência 16	0	0	0	16
		percentagem 94	0	0	0	
N.º de alunos	menos de 100	Frequência 10	0	0	0	10
		percentagem 77	0	0	0	
	100 a 200	Frequência 13	1	0	0	14
		percentagem 54	4	0	0	
	200 a 300	Frequência 4	0	0	0	4
		percentagem 67	0	0	0	
	mais de 300	Frequência 2	0	1	1	4
		percentagem 50	0	25	25	
género	rapariga	Frequência 7	1	1	1	10
		percentagem 44	6	6	6	
	rapaz	Frequência 5	0	0	0	5
		percentagem 45	0	0	0	
	misto	Frequência 17	0	0	0	17
		percentagem 85	0	0	0	
soma		Frequência 29	1	1	1	32
		ercentagem 62	2	2	2	

De acordo com a tabela 4-21, a duração de cada aula de educação para a saúde na maioria das escolas foi de 20 minutos e a percentagem de escolas com aulas de educação para a saúde com mais de 20 minutos refere-se a escolas privadas, urbanas e de raparigas com mais de 300 alunos.

4-3-4 Pergunta 4

Qual é a situação do equipamento de educação para a saúde nas escolas primárias de Chalous?

Os dois quadros 4-22 e 4-23 são utilizados para responder a esta pergunta. O quadro 4-22 mostra o tipo de objectos ou equipamento e o quadro 4-23 mostra o número de materiais didácticos utilizados na educação para a saúde na escola.

Quadro 4-22, Distribuição da frequência do material didático para a educação para a saúde nas escolas primárias de Chalous

Auxílio ao ensino			panfleto	cartaz	Moulage	filme	Outros	soma
tipo	Estado	frequência	22	23	22	2	0	69
		percentagem	52	55	52	5	0	
	privado	frequência	3	4	4	3	1	15
		percentagem	60	80	80	60	20	
lugar	urbano	frequência	9	11	10	5	1	36
		percentagem	30	37	33	17	3	
	rural	frequência	16	16	16	0	0	48
		percentagem	94	94	94	0	0	
N.º de alunos	menos de 100	frequência	9	9	10	0	0	28
		percentagem	69	69	77	0	0	
	100-200	frequência	12	11	10	2	1	36
		percentagem	50	46	42	8	4	
	200-300	frequência	1	3	3	1	0	8
		percentagem	17	50	50	17	0	
	mais de 300	frequência	3	4	3	2	2	14
		percentagem	75	100	75	50	50	
género	rapariga	frequência	6	6	6	2	1	21
		percentagem	38	38	38	13	6	131
	rapaz	frequência	4	5	4	3	0	16
		percentagem	36	45	36	27	0	
	misto	frequência	15	16	16	0	0	47
		percentagem	75	80	80	0	0	
soma		frequência	25	27	26	5	1	84
		percentagem	53	57	55	11	2	

De acordo com a tabela 4-22, havia cartazes, panfletos e moulage dentária em quase metade das escolas, mas uma pequena percentagem de escolas utilizava outros materiais didácticos. A utilização de todos os materiais didácticos nas escolas privadas, urbanas e mistas foi superior à das outras escolas. Havia mais cartazes e panfletos nas escolas com mais de 300 alunos do que nas outras. Além disso, havia mais moulage dentária nas escolas com menos de 100 alunos do que nas outras escolas do mesmo grupo.

Table 4-23, Frequency distribution of the variety of teaching aids for health education in Chalous primary schools

kinds of objects			0	1	2	3	4	5	sum
Type	state	Frequency	16	5	1	18	2	0	42
		percentage	38	12	2	43	5	0	100
	private	Frequency	0	2	0	0	2	1	5
		percentage	0	40	0	0	40	20	100
place	urban	Frequency	15	7	1	2	4	1	30
		percentage	50	23	3	7	13	3	100
	rural	Frequency	1	0	0	16	0	0	17
		percentage	6	0	0	94	0	0	100
No. of students	less than 100	Frequency	3	1	0	9	0	0	13
		percentage	23	8	0	69	0	0	100
	100-200	Frequency	11	3	0	8	1	1	24
		percentage	46	13	0	33	4	4	100
	200-300	Frequency	2	2	1	0	1	0	6
		percentage	33	33	17	0	17	0	100
	more than 300	Frequency	0	1	0	1	2	0	4
		percentage	0	25	0	25	50	0	100
gender	girl	Frequency	7	4	1	2	1	1	16
		percentage	44	25	6	13	6	6	100
	boy	Frequency	6	1	0	1	3	0	11
		percentage	55	9	0	9	27	0	100
	coed	Frequency	3	2	0	15	0	0	20
		percentage	15	10	0	75	0	0	100
sum		Frequency	16	7	1	18	4	1	47
		percentage	34	15	2	38	9	2	100

De acordo com o quadro 4-23, existem mais de 3 tipos de material didático em quase metade das escolas, o que se verifica mais nas escolas privadas, rurais e mistas com mais de 300 alunos do que nas outras escolas.

4-3-5 Pergunta 5

Qual é a situação da variedade de temas educativos na educação para a saúde nas escolas primárias de Chalous?

Precisamos das duas tabelas de 4-24 e 4-25 para responder a esta pergunta.

A tabela 4-24 apresenta os temas de ensino e a tabela 4-25 refere-se ao número de temas de educação para a saúde nas escolas.

Table 4-24, Frequency distribution of health education topics in Chalous primary schools

Topics			area	diet	mouth & teeth	personal	stress	accident	seasonal disea	yearly issues	local issues	sum
type	state	frequency	21	25	24	25	16	3	18	4	5	141
		percentage	50	60	57	60	38	7	43	10	12	
	private	frequency	4	5	4	5	2	1	4	1	2	28
		percentage	80	100	80	100	40	20	80	20	40	
place	urban	frequency	9	14	12	14	2	3	8	4	7	73
		percentage	30	47	40	47	7	10	27	13	23	
	rural	frequency	16	16	16	16	16	1	14	1	0	96
		percentage	94	94	94	94	94	6	82	6	0	
No. of students	less than 100	frequency	10	10	10	10	9	0	9	1	0	59
		percentage	77	77	77	77	69	0	69	8	0	
	100-200	frequency	11	12	12	13	8	4	7	3	4	74
		percentage	46	50	50	54	33	17	29	13	17	
	200-300	frequency	3	4	3	4	1	0	3	0	2	20
		percentage	50	67	50	67	17	0	50	0	33	
	more than 300	frequency	1	4	3	3	0	0	3	1	1	16
		percentage	25	100	75	75	0	0	75	25	25	
gender	girl	frequency	6	10	6	8	2	3	4	4	6	49
		percentage	38	63	38	50	13	19	25	25	38	
	boy	frequency	3	4	5	6	1	0	4	0	0	23
		percentage	27	36	45	55	9	0	36	0	0	
	coed	frequency	16	16	17	16	15	1	14	1	1	97
		percentage	80	80	85	80	75	5	70	5	5	
sum		frequency	25	30	28	30	18	4	22	5	7	169
		percentage	53	64	60	64	38	9	47	11	15	

De acordo com o quadro 4-24, a educação para a saúde relacionada com o ambiente escolar, a alimentação, os dentes e a saúde e higiene pessoais existia em quase metade ou mais de metade das escolas. No entanto, a maior parte das escolas não apresentava temas relacionados com o stress, acidentes, problemas anuais ou outras questões relacionadas com a saúde. A situação de todos os temas de ensino nas escolas privadas era melhor do que nas escolas públicas. Exceptuando os acidentes e as questões anuais, em todos os outros tópicos, as escolas rurais tiveram um melhor desempenho do que as outras escolas. A educação para a saúde relacionada com a saúde e a higiene pessoal e o stress nas escolas com menos de 100 alunos e com a alimentação, os dentes da boca, as doenças sazonais e as questões anuais nas escolas com mais de 300 alunos foram melhores do que nas outras escolas. A situação das escolas mistas em termos de temas de ensino era melhor do que a das outras escolas.

Quadro 4-25, Distribuição de frequências da variedade de temas de educação para a saúde nas escolas primárias de Chalous

Variedade de tópicos			0	1	3	4	5	6	7	8	soma
tipo	Estado	Frequência	11	6	2	3	4	15	1	0	42
		Percentagem	26	14	5	7	10	36	2	0	100
	privado	Frequência	0	0	0	1	2	1	0	1	5
		Percentagem	0	0	0	20	40	20	0	20	100
lugar	urbano	Frequência	10	6	2	4	5	2	0	1	30
		Percentagem	33	20	7	13	17	7	0	3	100
	rural	Frequência	1	0	0	0	1	14	1	0	17
		Percentagem	6	0	0	0	6	82	6	0	100
N.º de alunos	menos de 100	Frequência	2	1	0	1	0	9	0	0	13
		Percentagem	15	8	0	8	0	69	0	0	100
	100-200	Frequência	7	4	2	1	3	5	1	1	24
		Percentagem	29	17	8	4	13	21	4	4	100
	200-300	Frequência	2	0	0	1	2	1	0	0	6
		Percentagem	33	0	0	17	33	17	0	0	100
	mais de 300	Frequência	0	1	0	1	1	1	0	0	4
		Percentagem	0	25	0	25	25	25	0	0	100
género	rapariga	Frequência	4	3	1	2	3	2	0	1	16
		Percentagem	25	19	6	13	19	13	0	6	100
	rapaz	Frequência	4	3	0	1	2	1	0	0	11
		Percentagem	36	27	0	9	18	9	0	0	100
	misto	Frequência	3	0	1	1	1	13	1	0	20
		Percentagem	15	0	5	5	5	65	5	0	100
soma		Frequência	*1* 11	*6* 6	*2* 2	*4* 4	*6* 6	*1* 16	*1* 1	*1* 1	47
		Percentagem	23	13	4	9	13	34	2	2	100

De acordo com a tabela 4-25, o maior número de tópicos de educação para a saúde nas escolas foi cinco e, neste aspeto (o número de tópicos educativos), as escolas privadas, rurais e mistas com menos de 100 alunos foram melhores do que as outras escolas.

4-3-6 Pergunta 6

Qual é a situação dos exames periódicos dos alunos nas escolas primárias de Chalous?

Para responder a esta pergunta, precisamos dos dois quadros 4-26 e 4-27. O quadro 4-26 mostra o tipo de sistema utilizado para o exame e o quadro 4-27 mostra o número de exames.

Quadro 4-26, Distribuição da frequência dos sistemas de exame nos exames periódicos dos alunos nas escolas primárias de Chalous

No. of organs			Mouth- teeth	Sight	Hearing	Behavior	Skeleton	height and weight	skin & related issues	Other	sum
type	state	Frequency	30	22	19	0	1	5	26	1	104
		percentage	71	52	45	0	2	12	62	2	
	private	Frequency	5	5	5	1	2	5	5	1	29
		percentage	100	100	100	20	40	100	100	20	
place	urban	Frequency	19	11	8	1	3	10	14	2	68
		percentage	63	37	27	3	10	33	47	7	
	rural	Frequency	16	16	16	0	0	0	17	0	65
		percentage	94	94	94	0	0	0	100	0	
No. of students	less than 100	Frequency	11	9	9	0	0	1	11	0	41
		percentage	85	69	69	0	0	8	85	0	
	100-200	Frequency	15	11	9	1	2	3	14	2	57
		percentage	63	46	38	4	8	13	58	8	
	200-300	Frequency	5	4	3	0	0	3	3	0	18
		percentage	83	67	50	0	0	50	50	0	
	more than 300	Frequency	4	3	3	0	1	3	3	0	17
		percentage	100	75	75	0	25	75	75	0	
gender	girl	Frequency	10	7	5	1	3	4	10	1	41
		percentage	63	44	31	6	19	25	63	6	
	boy	Frequency	8	5	4	0	0	4	4	1	26
		percentage	73	45	36	0	0	36	36	9	
	coed	Frequency	17	15	15	0	0	2	17	0	66
		percentage	85	75	75	0	0	10	85	0	
sum		Frequency	35	27	24	1	3	10	31	2	133
		percentage	74	57	51	2	6	21	66	4	

De acordo com a tabela 4-26, a maior parte dos exames periódicos incidiu sobre os dentes da boca e a menor parte destes exames incidiu sobre o comportamento dos alunos e o estado do esqueleto. A situação dos exames periódicos nas escolas privadas era melhor do que nas urbanas. Em termos de exame do comportamento, esqueleto, altura e peso, as escolas urbanas foram melhores do que as outras e, em termos de exame dos dentes da boca, visão, audição, esquete e questões relacionadas, as escolas rurais foram melhores. As escolas com menos de 100 alunos e com 100 a 200 alunos foram melhores do que as outras escolas no que diz respeito ao exame da pele e suas questões relacionadas e ao exame do estado do comportamento dos alunos, respetivamente. No entanto, relativamente aos outros órgãos, as escolas com mais de 300 alunos obtiveram resultados mais aceitáveis. As escolas femininas examinaram o estado do comportamento dos alunos e o esqueleto e as escolas masculinas foram melhores no exame da altura e do peso. Além disso, as escolas mistas obtiveram melhores resultados na avaliação de outros órgãos.

Quadro 4-27, Distribuição da frequência da quantidade de sistemas nos exames periódicos dos alunos nas escolas primárias de Chalous

N.º de órgãos			0	1	2	3	4	5	6	8	soma
tipo	Estado	Frequência	9	5	8	1	17	1	1	0	42
		percentagem	21	12	19	2	40	2	2	0	100
	privado	Frequência	0	0	0	0	0	3	1	1	5
		percentagem	0	0	0	0	0	60	20	20	100
lugar	urbano	Frequência	8	5	8	1	1	4	2	1	30
		percentagem	27	17	27	3	3	13	7	3	100
	rural	Frequência	1	0	0	0	16	0	0	0	17
		percentagem	6	0	0	0	94	0	0	0	100
N.º de alunos	menos de 100	Frequência	2	0	2	0	9	0	0	0	13
		percentagem	15	0	15	0	69	0	0	0	100
	100-200	Frequência	6	4	4	1	7	0	1	1	24
		percentagem	25	17	17	4	29	0	4	4	100
	200-300	Frequência	1	1	1	0	0	3	0	0	6
		percentagem	17	17	17	0	0	50	0	0	100
	mais de 300	Frequência	0	0	1	0	1	1	1	0	4
		percentagem	0	0	25	0	25	25	25	0	100
género	rapariga	Frequência	4	2	5	0	1	1	2	1	16
		percentagem	25	13	31	0	6	6	13	6	100
	rapaz	Frequência	2	3	2	0	1	3	0	0	11
		percentagem	18	27	18	0	9	27	0	0	100
	misto	Frequência	3	0	1	1	15	0	0	0	20
		percentagem	15	0	5	5	75	0	0	0	100
soma		Frequência	9 9	5 5	8 8	F1	'17	4 4	2 2	1 1	47
		percentagem	19	11	17	2	36	9	4	2	100

De acordo com a tabela 4-27, os órgãos mais examinados periodicamente nas escolas em estudo foram quatro e alguma percentagem das escolas privadas, rurais e mistas com menos de 100 alunos, que examinaram quatro ou mais órgãos, fizeram mais do que as outras escolas.

4-3-7 Pergunta 7

Qual é o estado dos registos dos achados clínicos relacionados com o exame periódico dos alunos na escola primária de Chalous?

O quadro 4-28 é utilizado para responder a esta questão.

Quadro 4-28, Distribuição de frequências dos registos de exames periódicos em ficheiros especiais nas escolas primárias de Chalous

registo das conclusões			Sim	Não	Soma
tipo	Estado	Frequência	4	38	42
		percentagem	10	90	100
	privado	Frequência	5	0	5
		percentagem	100	0	100
lugar	urbano	Frequência	9	21	30
		percentagem	30	70	100
	rural	Frequência	16	1	17
		percentagem	94	6	100
N.º de alunos	menos de 100	Frequência	1	12	13
		percentagem	8	92	100
	100-200	Frequência	2	22	24
		percentagem	8	92	100
	200-300	Frequência	3	3	6
		percentagem	50	50	100
	mais de 300	Frequência	3	1	4
		percentagem	75	25	100
género	rapariga	Frequência	4	12	16
		percentagem	25	75	100
	rapaz	Frequência	4	7	11
		percentagem	36	64	100
	misto	Frequência	1	19	20
		percentagem	5	95	100
soma		Frequência	9	38	47
		percentagem	19	81	100

De acordo com o quadro 4-28, a maioria das escolas não registava os resultados dos exames periódicos dos alunos, o que se verificou sobretudo nas escolas urbanas e rurais com menos de 100 ou 100 a 200 alunos e também nas escolas mistas.

4-3-8 Pergunta 8

Qual é a situação do tratamento de acompanhamento das doenças detectadas durante os exames periódicos dos alunos nas escolas primárias de Chalous?

Para responder a esta pergunta, é necessário consultar os quadros 4-2 a 4-32. A Tabela 4-2 mostra o tipo de órgão que foi examinado. A tabela 4-30 mostra o número de órgãos cuja perturbação foi comunicada aos pais dos alunos. A tabela 4-31 mostra a situação do tratamento efectuado pelos sistemas de saúde (através de negociações com as escolas) e a tabela 4-32 mostra o tratamento efectuado pelos monitores de saúde.

Table 4-2. Frequency distribution of students' organ disorder reports to parents in Chalous primary schools

organs			mouth-teeth	sight	hearing	behavior	skeleton	height & weight	skin & related issues	other	sum
type	state	Frequency	30	22	19	0	1	5	22	0	99
		percentage	71	52	45	0	2	12	52	0	
	private	Frequency	5	5	5	1	2	5	5	1	29
		percentage	100	100	100	20	40	100	100	20	
place	urban	Frequency	19	11	8	1	3	10	13	1	66
		percentage	63	37	27	3	10	33	43	3	
	rural	Frequency	16	16	16	0	0	0	14	0	62
		percentage	94	94	94	0	0	0	82	0	
No. of students	less than 100	Frequency	11	9	9	0	0	1	9	0	39
		percentage	85	69	69	0	0	8	69	0	
	100-200	Frequency	15	11	9	1	2	3	13	1	55
		percentage	63	46	38	4	8	13	54	4	
	200-300	Frequency	5	4	3	0	0	3	2	0	17
		percentage	83	67	50	0	0	50	33	0	
	more than 300	Frequency	4	3	3	0	1	3	3	0	17
		percentage	100	75	75	0	25	75	75	0	
gender	girl	Frequency	10	7	5	1	3	4	10	1	41
		percentage	63	44	31	6	19	25	63	6	
	boy	Frequency	8	5	4	0		4	3	0	24
		percentage	73	45	36	0	0	36	27	0	
	coed	Frequency	17	15	15	0	0	2	14	0	63
		percentage	85	75	75	0	0	10	70	0	
sum		Frequency	35	27	24	1	3	10	27	1	128
		percentage	74	57	51	2	6	21	57	2	

De acordo com a tabela 4-2, o maior e o menor número de negociações com os pais foram efectuados em termos de perturbações da boca e do comportamento. A situação da comunicação de todas as perturbações aos pais foi melhor nas escolas privadas do que nas escolas públicas. No que respeita às perturbações dos dentes, da visão, da audição, da pele e afins, as escolas rurais foram melhores do que as urbanas, mas no que respeita aos outros órgãos, as escolas públicas foram melhores. Com exceção dos distúrbios de comportamento, nos outros distúrbios as escolas com mais de 300 alunos estavam em melhores condições. No que diz respeito à informação aos pais sobre as perturbações dos dentes, da visão, da audição, da pele e afins, as escolas mistas estavam em melhor situação e no que diz respeito às perturbações do comportamento e do esqueleto, altura e peso, as escolas femininas estavam em melhor situação.

Quadro 4-30, Distribuição de frequências do relatório sobre o número de órgãos envolvidos junto dos pais nas escolas primárias de Chalous

No. of organs			1	2	3	4	5	6	8	sum
type	state	Frequency	6	7	3	15	1	1	0	33
		percentage	14	17	7	36	2	2	0	
	private	Frequency	0	0	0	0	3	1	1	5
		percentage	0	0	0	0	60	20	20	
place	urban	Frequency	6	7	1	1	4	2	1	22
		percentage	20	23	3	3	13	7	3	
	rural	Frequency	1	0	1	14	0	0	0	16
		percentage	6	0	6	82	0	0	0	
No. of students	less than 100	Frequency	1	2	0	8	0	0	0	11
		percentage	8	15	0	62	0	0	0	
	100-200	Frequency	5	3	2	6	0	1	1	18
		percentage	21	13	8	25	0	4	4	
	200-300	Frequency	1	1	0	0	3	0	0	5
		percentage	17	17	0	0	50	0	0	
	more than 300	Frequency	0	1	0	1	1	1	0	4
		percentage	0	25	0	25	25	25	0	
gender	girl	Frequency	2	5	0	1	1	2	1	12
		percentage	13	31	0	6	6	13	6	
	boy	frequency	4	1	0	1	3	0	0	9
		percentage	36	9	0	9	27	0	0	
	coed	Frequency	1	1	2	13	0	0	0	17
		percentage	5	5	10	65	0	0	0	
sum		Frequency	7	7	2	15	4	2	1	38
		percentage	15	15	4	32	9	4	2	

De acordo com a tabela 4-30, a negociação com os pais sobre perturbações foi maior em 4 órgãos. As escolas privadas e urbanas com 100 a 200 alunos e as escolas com mais de 300 alunos e também as escolas femininas registaram mais perturbações.

Table 4-31. Frequency distribution of involved organs' treatment via interaction between school and health systems in Chalous primary schools

involved organ			mouth-teeth	sight	hearing	behavior	skeleton	height & weight	skin & related issues	other	sum
type	state	Frequency	0	0	0	0	0	0	8	0	8
		percentage	0	0	0	0	0	0	19	0	
	private	Frequency	0	0	0	0	0	0	0	0	0
		percentage	0	0	0	0	0	0	0	0	0
place	urban	Frequency	0	0	0	0	0	0	8	0	8
		percentage	0	0	0	0	0	0	27	0	
	rural	Frequency	0	0	0	0	0	0	0	0	0
		percentage	0	0	0	0	0	0	0	0	0
No. of students	less than 100	Frequency	0	0	0	0	0	0	8	0	8
		percentage	0	0	0	0	0	0	62	0	
	100-200	Frequency	0	0	0	0	0	0	1	0	1
		percentage	0	0	0	0	0	0	4	0	
	200-300	Frequency	0	0	0	0	0	0	0	0	0
		percentage	0	0	0	0	0	0	0	0	0
	more than 300	تعداد	0	0	0	0	0	0	0	0	0
		percentage	0	0	0	0	0	0	0	0	0
gender	girl	تعداد	0	0	0	0	0	0	1	0	1
		percentage	0	0	0	0	0	0	6	0	
	boy	Frequency	0	0	0	0	0	0	0	0	0
		percentage	0	0	0	0	0	0	0	0	0
	coed	Frequency	0	0	0	0	0	0	1	0	1
		percentage	0	0	0	0	0	0	5	0	
sum		Frequency	0	0	0	0	0	0	2	0	2
		percentage	0	0	0	0	0	0	4	0	

De acordo com a tabela 4-31, o único órgão que foi tratado através da interação das escolas com os sistemas de saúde, em caso de problema, foi a pele e as questões com ela relacionadas. O único órgão que foi tratado através da interação das escolas com os sistemas de saúde em caso de problema foi a pele e os seus problemas relacionados. A percentagem de escolas estatais, urbanas e femininas com menos de 100 alunos que tratam desta questão é superior à das outras escolas.

Quadro 4-32, Distribuição de frequências do tratamento dos órgãos afectados por instrutor de saúde nas escolas primárias de Chalous

Involved organs			mouth-teeth	sight	hearing	speach	skeleton	height-weight	louse	Head Fungi	other	sum
type	state	Frequency	0	0	0	0	0	0	21	0	0	21
		Percentage	0	0	0	0	0	0	50	0	0	
	private	Frequency	0	0	0	0	0	0	0	0	1	1
		Percentage	0	0	0	0	0	0	0	0	20	
place	urban	Frequency	0	0	0	0	0	0	4	0	1	5
		Percentage	0	0	0	0	0	0	13	0	3	
	rural	Frequency	0	0	0	0	0	0	17	0	0	17
		percentage	0	0	0	0	0	0	100	0	0	
No. of students	less than 100	Frequency	0	0	0	0	0	0	10	0	0	10
		percentage	0	0	0	0	0	0	77	0	0	
	تا100-200	Frequency	0	0	0	0	0	0	8	0	1	9
		percentage	0	0	0	0	0	0	33	0	8	
	تا200-300	Frequency	0	0	0	0	0	0	2	0	0	2
		Percentage	0	0	0	0	0	0	33	0	0	
	more than 300	Frequency	0	0	0	0	0	0	1	0	0	1
		percentage	0	0	0	0	0	0	25	0	0	
gender	girl	Frequency	0	0	0	0	0	0	2	0	1	2
		Percentage	0	0	0	0	0	0	13	0	6	
	boy	Frequency	0	0	0	0	0	0	3	0	0	3
		percentage	0	0	0	0	0	0	27	0	0	
	coed	Frequency	0	0	0	0	0	0	16	0	0	16
		percentage	0	0	0	0	0	0	80	0	0	
sum		Frequency	0	0	0	0	0	0	21	0	1	22
		percentage	0	0	0	0	0	0	45	0	2	

De acordo com o gráfico 4-32, as doenças mais tratadas pelos técnicos de saúde foram as relacionadas com a pele e os seus problemas e, em especial, o piolho na cabeça. Este facto foi mais observado nas escolas estatais, rurais e mistas com menos de 100 alunos do que nas outras escolas.

4-3-9 Perguntas

Qual é a situação da prevenção da propagação de doenças contagiosas nas escolas primárias de Chalous?

O quadro 4-33 é utilizado para responder a esta questão.

De acordo com a tabela 4-33, a medida preventiva mais comum foi permitir que os alunos doentes fossem para casa e ter educação para a saúde e a medida preventiva menos comum foi a desinfeção da escola. A educação para a saúde, a permissão para os alunos doentes irem para casa e outros métodos (um método diferente dos comuns) foram mais observados nas escolas privadas e rurais, mas a procura diária de alunos doentes nas escolas públicas e urbanas foi mais comum. A procura diária de alunos doentes em escolas com mais do que outras escolas e a educação para a saúde, juntamente com outras medidas, foram mais frequentes em escolas com menos de 100 alunos, mas, à exceção das escolas com 100 a 200 alunos, as outras escolas optaram por deixar os alunos doentes irem para casa. A procura diária de alunos doentes foi mais frequente nas escolas femininas e as outras actividades foram mais frequentes nas escolas mistas.

Quadro 3-33, Distribuição da frequência da prevenção da propagação de doenças contagiosas nas escolas primárias de Chalous

Prevenção			Procura diária de doentes	Educação para a saúde	Licença de ausência dos estudantes	Desinfeção	outros	soma
tipo	Estado	Frequência	1	28	40	0	20	89
		percentagem	2	67	95	0	48	
	privado	Frequência	0	5	5	0	1	11
		percentagem	0	100	100	0	20	
Local	urbano	Frequência	1	17	28	0	4	50
		percentagem	3	57	93	0	13	
	rural	Frequência	0	16	17	0	17	50
		percentagem	0	94	100	0	100	
N.º de alunos	menos de 100	Frequência	0	11	13	0	10	34
		percentagem	0	85	100	0	77	
	100-200	Frequência	0	15	22	0	8	45
		percentagem	0	63	92	0	33	
	200-300	Frequência	0	4	6	0	1	11
		percentagem	0	67	100	0	17	
	mais de 300	Frequência	1	3	4	0	2	10
		percentagem	25	75	100	0	50	
género	rapariga	Frequência	1	10	15	0	4	30
		percentagem	6	63	94	0	25	
	rapaz	Frequência	0	6	10	0	1	17
		percentagem	0	55	91	0	9	
	Lii	Frequência	0	17	20	0	16	53
		percentagem	0	85	100	0	80	
soma		Frequência	1	33	45	0	21	100
		percentagem	2	70	96	0	45	

De acordo com a tabela 4-34, em apenas 4% das escolas a pessoa responsável pela prestação de primeiros socorros era o instrutor de saúde ou uma pessoa com formação em primeiros socorros. Nas escolas privadas, urbanas e infantis com mais de 300 alunos, a percentagem de instrutores de saúde ou de pessoas com formação em primeiros socorros é superior à das outras escolas.

4-3-10 Pergunta 11

Como está a situação da aplicação das medidas essenciais aos alunos doentes nas escolas primárias de Chalous?

4-34, Distribuição da frequência dos prestadores de primeiros socorros ou paramédicos nas escolas primárias de Chalous

paramádicos			Instrutor de uma formada^	pessoa pessoal	Ambos	Soma
tipo	Estado	Frequência	1	37	4	42
		percentagem	2	88	10	
	privado	Frequência	1	1	3	5
		percentagem	20	20	60	
lugar	urbano	Frequência	2	21	7	30
		percentagem	7	70	23	
	rural	Frequência	0	17	0	17
		percentagem	0	100	0	
N.º de alunos	menos de 100	Frequência	0	13	0	13
		percentagem	0	100	0	
	100-200	Frequência	0	21	3	24
		percentagem	0	88	13	
	200-300	Frequência	0	3	3	6
		percentagem	0	50	50	
	mais de 300	Frequência	2	1	1	4
		percentagem	50	25	25	
género	rapariga	Frequência	1	11	4	16
		percentagem	6	69	25	
	rapaz	Frequência	1	7	3	11
		percentagem	9	64	27	
	misto	Frequência	0	20	0	20
		percentagem	0	100	0	
soma		Frequência	2	38	7	47
		percentagem	4	81	15	

O quadro 4-35 é utilizado para responder a esta questão.

De acordo com a tabela 4-35, informar os pais e levar um aluno doente a um centro de saúde foram as medidas que todas as escolas tomaram para ajudar um aluno doente; no entanto, nada mais foi feito juntamente ou depois destas duas medidas.

Quadro 4-35, Distribuição de frequências do que é feito por um aluno doente nas escolas primárias de Chalous

medida			Informar os pais	T aking to health center	Ambos			OutraSoma
tipo	Estado	Frequência	0	0	42			042
		percentagem	0	0	100			0100
	privado	Frequência	0	0	5	0	*5*	5
		percentagem	0	0	100			0100
lugar	urbano	Frequência	0	0	30	0	*3*	30
		percentagem	0	0	100			0100
	rural	Frequência	0	0	17	0	*1*	17
		percentagem	0	0	100			0100
N.º de alunos	menos de 100	Frequência	0	0	13	0	*1*	13
		percentagem	0	0	100			0100
	100-200	Frequência	0	0	24	0	*2*	24
		percentagem	0	0	100			0100
	200-300	Frequência	0	0	6	0	*6*	6
		percentagem	0	0	100			0100
	mais de 300	Frequência	0	0	4	0	*4*	4
		percentagem	0	0	100			0100
género	rapariga	Frequência	0	0	16	0	*1*	16
		percentagem	0	0	100			0100
	rapaz	Frequência	0	0	11	0	*1*	11
		percentagem	0	0	100			0100
	misto	Frequência	0	0	20	0	*2*	20
		percentagem	0	0	100			0100
soma		Frequência	0	0	47	0	*4*	47
		percentagem	0	0	100			0100

Capítulo 5

5-1 Introdução

Neste capítulo, será explicado um resumo do estudo e, em seguida, o resultado da análise dos dados. E, ao responder às questões e objectivos menores, serão respondidas as questões e objectivos principais. As conclusões do presente estudo são comparadas com as conclusões de outros estudos.

5-2 Resumo do estudo

As crianças são um bem nacional e passam o período mais sensível da sua vida nas escolas. Neste contexto, para além de receberem ou aprenderem competências como ler, escrever, contar, etc., são também confrontadas com factores que ameaçam a sua saúde. Por conseguinte, é necessário manter, proporcionar e melhorar a sua saúde. A saúde escolar, enquanto conjunto de medidas tomadas para identificar, manter e promover a saúde mental, física, social e espiritual dos alunos e do pessoal, visa cumprir este objetivo e é uma ferramenta necessária para o alcançar (Ghasemzadeh, Delfanazari & Ezattalab, 2010).

Os serviços e actividades de saúde escolar dividem-se em quatro princípios principais: a saúde do ambiente, a supervisão da alimentação dos alunos, a educação para a saúde e os cuidados de saúde (Nemati & Alizadeh, 2009).

Quando tudo isto é fornecido e contaminado com exatidão, a saúde dos estudantes é assegurada. Assim, tendo em conta a importância de todas as actividades de saúde escolar para a prestação e manutenção da saúde dos estudantes, por um lado, e ignorando esta questão noutros estudos (a maioria dos estudos sobre saúde escolar no Irão está relacionada com a saúde ambiental e a segurança escolar) e, por outro lado, os serviços e cuidados de saúde inadequados (além da força humana e das instalações) na escola, com base na experiência pessoal e nos relatos do investigador, a principal questão da investigação é obter as informações acima referidas.

Neste estudo, todas as escolas primárias de Chalous (17 escolas rurais e 30 escolas urbanas), que foram selecionadas com base numa amostragem não probabilística, foram investigadas. Os investimentos na recolha de dados foram a entrevista e a observação sistemática, cuja validade e fiabilidade foram determinadas através de medidas repetidas. O investigador recolheu os dados indo às escolas e entrevistando durante o dia os funcionários das escolas e os professores de saúde e observando as instalações e o equipamento de saúde. Em seguida, os dados recolhidos foram analisados através de estatísticas descritivas.

5-3. discussão e conclusão

O resultado da pergunta de investigação é o seguinte:

Questão 1: Qual é a situação da força humana que presta serviços de saúde nas escolas primárias de Chalous?

O estatuto da força humana que presta serviços de saúde na escola primária de Chalous é inadequado, uma vez que quase metade das escolas não dispunha de um instrutor de saúde com uma área de estudo relacionada (cuidados de saúde) e, em 13% das escolas, este cargo foi atribuído a indivíduos cuja formação não estava relacionada com áreas ligadas à saúde. A maior parte dos monitores de saúde frequentava as escolas uma vez por mês e apenas em 15% dos casos frequentavam as escolas todos os dias ou três vezes por semana.

De acordo com os regulamentos de saúde escolar da República Islâmica do Irão, deve haver um instrutor de cuidados de saúde para cada 750 alunos (The Head of Health Group in Education department, 2011) e deve frequentar as escolas três vezes por semana (Motalagh, Chinian & Dashti, 2011). É de notar que os instrutores de saúde devem ter um certificado de enfermeiro (Departamento de Saúde e Serviços Humanos da Nebrasca, 2013) e devem ser capazes de realizar actividades como estudantes de saúde, cuidados de saúde, serviços de saúde, etc. (Berner, et.al., 2007). Por conseguinte, o resultado deste estudo contrasta com os regulamentos relativos à saúde escolar, uma vez que o número mínimo de instrutores de saúde para 7102 alunos é de 10 e todos eles devem ser licenciados em áreas relacionadas com a saúde e devem estar nas escolas pelo menos três vezes por semana em cada escola, não devendo haver escolas sem instrutores de saúde. Embora o número de técnicos de saúde seja de 23, a sua distribuição e presença nas escolas não é adequada (metade das escolas não tem técnicos de saúde). A título de exemplo, todas as escolas rurais estão cobertas por centros de saúde rurais e uma das responsabilidades dos agentes de saúde é satisfazer as necessidades de saúde das escolas, devendo comparecer nas escolas uma vez por mês. Quatro dos seis monitores com uma área relacionada com a saúde nas escolas urbanas cobrem apenas uma escola e apenas dois dos seis monitores frequentam duas escolas.

A situação da força humana que presta serviços de saúde nas escolas do estado de Connecticut, nos EUA, em 2012, era completamente diferente da deste estudo, porque não só todas as escolas têm um enfermeiro, como também têm serviço médico para médicos de diferentes especialidades, especialmente um pediatra. A maioria dos enfermeiros (89%) eram enfermeiros profissionais e apenas 14,1% deles eram assistentes de saúde ou enfermeiros com um certificado. A proporção de enfermeiros e estudantes na maioria dos casos no estado de Connecticut era de um enfermeiro para 250 a 500 estudantes e apenas em 2,8% das escolas. Esta proporção era de um enfermeiro para 750 alunos. Embora no estudo mencionado a duração da presença de uma enfermeira nas escolas não tenha sido diretamente mencionada, parece que elas frequentam as escolas durante muito tempo, uma vez que nos relatórios publicados as horas de trabalho das enfermeiras nas escolas eram de 28, 9, 3,6,

3,4, 3,2, 2,4, etc., e faziam o trabalho habitual, cuidados de saúde, prescrição, aconselhamento, cuidados especiais, etc.

O número de escolas com um responsável de saúde e o seu tempo de presença nas escolas em 11 estados dos EUA, entre 2007 e 2008, foram diferentes do presente estudo, uma vez que Strozer, Juszcezak e Adreinne (2010) referiram que em 78,1% das escolas havia um enfermeiro e que, em média, 38,8% (em horas) dos primeiros socorros eram prestados por sistemas de enfermagem e clínicos todas as semanas. É de notar que os resultados do estudo mencionado foram semelhantes aos resultados do presente estudo num aspeto, porque no estudo mencionado 38,2% dos enfermeiros escolares eram membros do sistema de saúde e no presente estudo 36% dos responsáveis pela saúde escolar eram membros dos centros de saúde.

A situação da força humana que presta serviços de saúde nas escolas britânicas no estrangeiro em 2008 era completamente diferente da do presente estudo, porque a Penta International anunciou que nas escolas objeto do seu estudo, com 66 alunos, havia uma enfermeira a tempo inteiro e, além disso, podiam utilizar o serviço de um cirurgião nas escolas próximas, se necessário.

Questão 2: Qual é a situação do equipamento e das instalações necessárias para a prestação de serviços de saúde nas escolas primárias de Chalous?

O estado do equipamento necessário para a prestação de serviços de saúde nas escolas primárias de Chalous é inadequado porque apenas 17% das escolas tinham uma sala de saúde e apenas 6% delas tinham dimensões de 6 metros ou mais. O objeto mais necessário era uma balança e apenas 49% e em nenhuma das escolas havia um diapasão. O maior número de objectos numa escola era um ou três e correspondia a 19%. Apesar de 70% das escolas possuírem um estojo de primeiros socorros, o tipo de objectos presentes nos estojos de primeiros socorros não era completo, pois a maior percentagem de objectos pertencia ao algodão (37%) e apenas 1% das escolas possuía tala. O número mais elevado de artigos num estojo de primeiros socorros foi 6, correspondendo a 21%. Em 81% dos casos não havia artigos suficientes. O material didático mais frequente foi o cartaz (57%) e em apenas 11,2% das escolas havia um filme educativo e outros artigos (livros, revistas, ...), respetivamente.

O estado dos artigos necessários para a prestação de serviços de saúde nas escolas primárias de Chalous não estava em conformidade com os regulamentos de saúde escolar, porque, de acordo com os regulamentos, todas as escolas devem ter uma sala de saúde e é necessário que a sala tenha 6 metros. A cama para exame, juntamente com cobertor, almofada e lençol, balança, estadiómetro, termómetro, diapasão, lanterna, monitor de tensão arterial, tabela de Stellen, diâmetro, goteira, espelho dentário e explorador dentário são também essenciais para uma sala de saúde. Para além destes artigos, deve existir um estojo de primeiros socorros na sala de saúde, nos campos desportivos, nas oficinas técnicas e nos laboratórios. Um estojo de primeiros socorros deve conter gaze, gaze esterilizada, bandas simples, fita adesiva, bandas de silicone, diferentes tipos de algodão, tesoura, fórceps, gesso, ligadura de borracha, ligadura adesiva, desinfectantes, talas de diferentes tamanhos, saco de gelo, saco de água quente, prato de primeiros socorros. Além disso, a sala de saúde deve estar equipada com material didático (livros, revistas, moulage dentária, etc.) (Iran Standard Research Institute, 2013). As conclusões de Ofovwe e Ofili (2004) assemelham-se de alguma forma às do presente estudo, uma vez que, embora não tenham determinado a situação de uma sala de saúde, artigos necessários para exames e material didático, artigos necessários para exames e material didático nas escolas de Egor, afirmaram que apenas 31,6% das escolas tinham kits de primeiros socorros.

Embora no relatório da Penta International (2013) o detalhe de uma sala de saúde não tenha sido mencionado, pelo facto de haver uma sala de saúde equipada e até para alunos doentes e um miniautocarro escolar equipado com um kit de primeiros socorros, pode entender-se que o estado dos itens para fornecer educação para a saúde do estudo mencionado é diferente do do presente estudo. Os resultados do serviço de saúde e do centro de controlo de doenças dos EUA (2006) foram diferentes dos resultados do presente estudo, porque se verificou que 87,9% das escolas tinham uma sala de saúde.

Na maioria das escolas, havia uma balança (80,7%), uma tabela de Stellen (77,1%), um monitor de tensão arterial (76,7%), uma lanterna (76,2%), um armário de medicamentos (75,5%) e um frigorífico (73,9%). Em mais de metade das escolas (53,8%) havia Otoscópio e Oftalmoscópio e em 38% e 31,3% das escolas dos EUA havia Desfibrilhador e Escoliómetro. Infelizmente, no estudo mencionado, nada foi mencionado sobre itens necessários para exames, tais como diapasão, espelho dentário, etc. No entanto, foi determinado que em todas as escolas americanas existiam os itens essenciais no kit de primeiros socorros e mesmo em 18,2% das escolas existia um colar cervical. Relativamente ao estado dos materiais didácticos (para educação para a saúde) nas escolas em estudo, nada foi mencionado.

Pergunta 3: Qual é a situação do horário de educação para a saúde nas escolas primárias de Chalous?

A situação do horário da educação para a saúde nas escolas primárias de Chalous era inadequada. Menos de metade das escolas (47%) tinha um horário claro para a educação para a saúde e quase todos os horários disponíveis eram de 20 minutos, uma vez por mês, utilizando o tempo das outras aulas. Estes horários não estão em conformidade com os regulamentos, porque, de acordo com os regulamentos relativos à saúde escolar, deve haver uma aula independente para a educação para a saúde (Iran standard and Research Institute, 2013). A duração e o horário dessa aula devem ser definidos com antecedência (Taghipour Zahir, 2010).

Os resultados do presente estudo são, de certa forma, semelhantes aos da unidade de ensino de

Connecticut, EUA (2010), uma vez que a maioria dos tópicos de educação para a saúde na escola eram ensinados ocasionalmente.

Embora no estudo realizado em 11 estados nas escolas dos EUA (2007-2008) não tenha sido mencionada a duração de cada sessão de educação para a saúde, as escolas que proporcionavam educação para a saúde atribuíam um quarto da semana a esta questão (Strozer, Juszcezak e Adreinne, 2010), o que é diferente do presente estudo, uma vez que a maior parte do programa de educação para a saúde era realizado uma vez por mês, durante 20 minutos ou menos.

Questão 4: Qual é a situação do equipamento de educação para a saúde nas escolas primárias de Chalous?

A situação da utilização de materiais didácticos para a educação para a saúde não era adequada, porque o item mais utilizado era o cartaz (57%) e apenas 11,2% das escolas utilizavam filmes educativos e outros materiais, como livros, revistas, etc., respetivamente.

Além disso, em 38% das escolas, foram utilizados pelo menos três materiais didácticos, sendo recomendada a utilização de vários materiais didácticos, como cartazes, panfletos, filmes, fotografias, etc., durante as aulas de educação para a saúde (Nemati & Alizadeh, 2009).

Além disso, de acordo com a educação para a saúde escolar, é necessário que os materiais didácticos estejam disponíveis na sala de saúde para facilitar a educação para a saúde escolar (Iran Standard & Research Institute, 2013). No entanto, não foram encontrados estudos comparáveis com o presente estudo a este respeito.

Pergunta 5: Qual é a situação da variedade de temas educativos na educação para a saúde na escolas primárias em Chalous?

A situação da variedade de tópicos de ensino nas escolas primárias de Chalous não era adequada, porque a maior percentagem de ensino era atribuída à saúde pessoal (64%), à alimentação (64%) e aos dentes da boca (60%), e apenas metade das escolas ensinava a saúde e a higiene do ambiente escolar. A situação da educação para a saúde em termos de stress (perturbações mentais), acidentes, etc., era inadequada e também em 2% das escolas foram abordados todos os oito temas de educação. Por outras palavras, pode dizer-se que as recomendações dos sistemas de serviços de saúde não foram seguidas, uma vez que, para aumentar os conhecimentos dos alunos em matéria de saúde e criar neles um comportamento mais agradável, são ensinados temas especiais para cada nível escolar. Os temas ensináveis em matéria de saúde no ensino primário incluem a saúde pessoal, a dieta boca-dentes e a saúde alimentar, as doenças comuns às crianças em idade escolar, os acidentes, a saúde e a higiene do ambiente escolar e questões importantes de saúde e saúde mental (Centro de Desenvolvimento de Redes e Desenvolvimento de Gestão de Serviços de Saúde, 2000).

A situação da educação sobre saúde alimentar e acidentes nas escolas do estado de Connecticut (2012) era melhor do que a do presente estudo, 67,9% e 62,3% contra 64% e 38%. É de referir que as escolas dos estados mencionados ensinavam questões como a saúde sexual, evitar o abuso de drogas, etc., que não são ensinadas no Irão.

Apesar de o relatório do Center for Disease Control (2007) ter revelado que 67% dos temas abordados nas escolas americanas entre 200 e 2006 estavam relacionados com a educação para a saúde, nada foi mencionado sobre os temas educativos apresentados, tratando-se apenas de um relatório sobre o pedido das escolas. Neste relatório, verifica-se que a maior parte das escolas primárias dos EUA querem educação para a prevenção da violência, para além da educação alimentar (84,6%), acidentes (83,3%) e saúde mental (66,9%).

Questão 6: Qual é a situação dos exames periódicos dos alunos nas escolas primárias em

Chalous?

O estado dos exames periódicos de saúde dos alunos nas escolas primárias de Chalous era inadequado, uma vez que a maioria dos exames estava relacionada com os dentes da boca (74%) e com a pele e questões relacionadas (66%). Em metade das escolas, o estado da visão e da audição dos alunos era examinado periodicamente e uma pequena percentagem de escolas investigava o esqueleto (6%) e o estado mental e comportamental e apenas 6% das escolas avaliavam 6 sistemas dos sistemas dos alunos.

De acordo com os regulamentos do Centro de Desenvolvimento de Redes e Desenvolvimento de Gestão de Serviços de Saúde (2000), o estado da alimentação, altura e peso, dentes, esqueleto (coluna vertebral), pele, cabelo, unhas, visão, audição, mentalidade ou comportamento dos alunos deve ser avaliado uma vez por ano; por conseguinte, os resultados do presente estudo contrastam com os regulamentos. O resultado da unidade de ensino de Connecticut (2012) é semelhante ao do presente estudo e a situação dos exames dos alunos nas escolas públicas de Connecticut foi considerada inadequada. A situação dos exames dos alunos em Ezeonu e Akani (2010) também era inadequada, uma vez que apenas (12,9%) das escolas primárias em Akabikilic (no momento do registo) pediam exames de saúde aos alunos. Além disso, o estudo de Ofovwe e Ofili (2004) mostrou que apenas 54,9% das escolas primárias de Egor examinavam os seus alunos no momento da inscrição e noutros momentos (os órgãos examinados não foram comunicados).

De acordo com Strozer, Juszczak e Adrenne (2010), a situação dos exames de saúde dos alunos em 11 estados dos EUA era mais adequada entre 2007 e 2008 do que a do presente estudo, porque na maioria das escolas investigadas havia uma vasta avaliação da saúde (96,6%), exames de visão, audição e coluna (92,7%) e exames mentais (73,3%).

Questão 7: Qual é a situação dos registos dos resultados clínicos relacionados com os exames periódicos dos alunos nas escolas primárias de Chalous?

Em apenas 19% das escolas primárias de Chalous, o resultado dos exames de saúde periódicos dos alunos foi registado, o que vai contra os regulamentos existentes no país, uma vez que, de acordo com o memorando do Centro de Desenvolvimento da Rede e Desenvolvimento da Gestão dos Serviços de Saúde (2000), o registo dos resultados dos exames de saúde dos alunos é obrigatório. A situação do registo dos resultados dos exames de saúde nas escolas americanas e em algumas partes da Colômbia de 2000 a 2006 era mais adequada do que a do presente estudo, porque em 94,8% das escolas os resultados dos exames eram registados (Berner *et. al.,* 2007, p. 473).

Pergunta 8: Qual é a situação do tratamento de acompanhamento das doenças detectadas durante os exames periódicos dos alunos nas escolas primárias de Chalous?

A medida mais frequente tomada para curar as doenças descobertas (durante os exames de saúde) nas escolas primárias de Chalous foi informar os pais e negociar com eles. Infelizmente, apenas 2,45% das escolas tentaram resolver os problemas através da comunicação dos sistemas de cuidados de saúde ou da adoção de medidas por parte dos instrutores de saúde (estes casos referiam-se a piolhos na cabeça). Por conseguinte, tendo em conta a ênfase dada pelo Centro de Desenvolvimento de Redes e Desenvolvimento de Gestão de Serviços de Saúde (2000) em termos de cura das perturbações dos alunos pelas escolas através da negociação com os pais, enviando os doentes a um médico ou a um centro de saúde, pode concluir-se que o estatuto das medidas mencionadas nas escolas primárias de Chalous era inadequado, porque a medida mais frequente era apenas informar os pais e negociar com eles. Infelizmente, nos resultados publicados por outros investigadores não há relato de um caso de informação aos pais; por conseguinte, não podemos fazer uma comparação.

Embora não haja relato de avaliação das unidades de ensino em Connecticut (2012) quanto ao tipo de medida na cura dos distúrbios da audição, visão e esqueleto, sobre o fato de que a maioria das escolas em Connecticut utilizou serviço médico (esp. pediatra) e até mesmo por 9, 3,6 e 3,2 horas semanais houve atividades de enfermagem incluindo avaliação das necessidades de cuidados, prescrição, cuidados especiais, deve-se mencionar que os achados são diferentes dos do presente estudo. Na avaliação de 11 estados dos EUA, entre 2007 e 2008, 96,1% e 86,8% das escolas tentaram curar os distúrbios críticos dos alunos através da comunicação com os sistemas de saúde e houve mesmo serviços como a obturação de um dente (10,3%) e a remoção de um dente, bem como a ortodontia (45%) (Strozer, Juszczak e Adrenne, 2010). 81,9%, 65,8%, 39,1% das escolas americanas e partes da Colômbia de 2000 a 2006 também tomaram medidas para curar doenças crónicas, problemas de boca e SIDA através de aconselhamento, testes e envio a médicos e até 41,9% das escolas tinham um médico que podia ser chamado ao serviço. 43,5% das escolas também tinham acesso a um médico de outra forma (Berner *et. al.,* 2007, p. 478).

Pergunta 9: Qual é a situação da prevenção da propagação de doenças contagiosas nas escolas primárias de Chalous?

A medida mais necessária para evitar a propagação de doenças contagiosas nas escolas primárias de Chalous é deixar os alunos doentes irem para casa (96%), a educação sanitária (70%) e em menos de 45% das escolas foram utilizados outros métodos (desinfeção...). A procura diária de um aluno doente foi feita em apenas 2% das escolas e nenhuma delas desinfectou o ambiente escolar. Tendo em conta o facto de que, para evitar a propagação de doenças contagiosas, é necessário recorrer a vários métodos, incluindo a procura diária de um aluno doente, deixar os alunos doentes irem para casa, dar educação para a saúde, desinfetar a escola e as aulas, fornecer artigos de limpeza e saneamento para a casa de banho da escola (Taghipour Zahir, 2010), tudo o que foi feito a este respeito pelas escolas primárias de Chalous é incompleto.

Os resultados do presente estudo em termos de educação para a saúde para evitar a propagação de doenças contagiosas são semelhantes aos resultados nas escolas americanas de 2007 a 2008 e de 2000 a 20006, mas em termos das medidas tomadas para curar os alunos, examinar o laboratório, tornar o ambiente escolar seguro e seguir as normas, os resultados foram diferentes porque curar os alunos doentes, dar orientação preventiva, examinar o laboratório e imunizar os alunos, respetivamente, em 96.1%, 87% e 85% das escolas americanas foram feitas através da comunicação com os sistemas de saúde entre 2007 e 2008 (Strozer, Juszczak e Adrenne, 2010), e a maioria das escolas nos EUA e na Colômbia seguiu as normas para evitar a propagação de doenças contagiosas entre 2000 e 2006. Por exemplo, em 81,5%, 78,3% e 77% das escolas, todos os veiculos, parques infantis e salas de aula estavam equipados com luvas e faixas de eliminação para prevenir a SIDA, e 89% das actividades escolares, como o aconselhamento e o encaminhamento para o médico, foram realizadas (Berner, *et. al.,* 2007, p. 479)

Pergunta 10: Qual é a situação da prestação de primeiros socorros aos alunos feridos nas escolas primárias de Chalous?

Em 81% das escolas primárias de Chalous, os primeiros socorros foram prestados por pessoal administrativo e em apenas 4% dos casos foram prestados por um instrutor de saúde ou por indivíduos com formação em primeiros socorros. Esta situação é contrária aos regulamentos, uma vez que é obrigatória a presença a tempo inteiro de pelo menos uma pessoa com formação em primeiros socorros (Taghipour Zahir, 2010) e é necessário que as escolas tenham capacidade para prestar cuidados de emergência (Berner, *et. al.,* 2007).

As conclusões do presente estudo são diferentes das conclusões dos estudos realizados nos EUA e em Inglaterra. Os estudos realizados pela Penta International (2013) em escolas britânicas no estrangeiro revelaram que todo o pessoal docente e não docente da escola recebeu formação em primeiros socorros e que, para prestar melhores cuidados de saúde aos alunos, as escolas dispunham de um enfermeiro a tempo inteiro. Uma parte importante das necessidades em matéria de cuidados de saúde das escolas do estado de Connecticut, nos EUA, também foi suprida por um enfermeiro, de modo que cerca de 9 horas por semana foram dedicadas a actividades de enfermagem (Connecticut education unit, 2012). Todas as primeiras medidas nas escolas americanas em 2007 e 2008 foram tomadas por pessoas qualificadas (Juszczak e Adrenne, 2010).

Pergunta 11: Qual é a situação da aplicação das medidas essenciais aos alunos doentes nas escolas primárias de Chalous?

Todas as escolas primárias de Chalous contactaram os pais e transferiram os alunos doentes para um centro de emergência sanitária e em nenhuma destas escolas foram tomadas outras medidas. Embora informar os pais e coordenar a transferência dos alunos doentes sejam responsabilidades da saúde escolar (Babaee Zarech, 2013), a prestação de cuidados de emergência é o mínimo que as escolas devem providenciar (Berner, *et. al.* 2007). Por conseguinte, não foram tomadas todas as medidas necessárias para os alunos doentes nas escolas primárias de Chalous.

Os estudos realizados nos EUA mostraram um resultado diferente do resultado do presente estudo, porque 96,1% das escolas se empenharam em cuidar de alunos doentes e em 94,6% dos casos foram tomadas medidas de emergência para curar a Asma. 96% das escolas prescreveram medicamentos (Strozer, Juszczak e Adrenne, 2010).

5-4 Limitações

A exatidão das respostas nas entrevistas tem impacto no resultado do presente estudo. Apesar de o investigador ter tentado controlar esta limitação, indicando os objectivos e os benefícios do estudo nas condições mencionadas, a limitação continua a existir.

5-5 Sugestões

5-5-1 Sugestões aplicáveis à organização em estudo

Considerando os resultados, a situação da prestação de serviços de saúde nas escolas primárias de Chalous é inadequada. Portanto, o resultado do presente estudo pode ser utilizado em programas de educação ou na rede de saúde da cidade. A fim de satisfazer as necessidades de saúde das escolas, podem ser adoptadas as seguintes medidas

1- Empregar funcionários da saúde na avaliação do estado de prestação de primeiros socorros, educação sanitária, instalações e equipamentos sanitários

2- Equipar as escolas com o material necessário para os exames de saúde dos alunos, os primeiros socorros, a educação sanitária e o saneamento básico.

3- Controlo regular e periódico das escolas no que diz respeito ao modo como o serviço de saúde escolar é prestado.

5-5-2 Investigação adicional

Tendo em conta os casos mencionados e os pontos apresentados nos capítulos anteriores, é necessário salientar o que pode ser feito para uma investigação mais aprofundada:

- Realização de estudos semelhantes noutras cidades e províncias
- Realização de estudos semelhantes nas escolas secundárias
- Comparação do serviço de saúde nas escolas com base na área de estudo dos formadores de saúde
- Estudar o estado da comunicação entre a escola e o sistema de saúde a nível da sociedade, a fim de responder às necessidades em matéria de saúde

Referências persas:

ابراهیمی، حمید رضا، سعیدی رضوانی، نوید، معانی منجیلی، مجید، (۱۳۹۰)، **تدوین اصول طراحی فضاهای بازی کودکان** *با تاکید بر گرو های سنی ۵ تا ۱۲ سال مطالعه موردی رشت*، گرفته شده از:

www.sid.ir.1392

آرومس، (سایت۱۳۹۲)، ***آیین نامه بهداشت محیط مدارس***، گرفته شده از:

www.arums.ac.ir.1392

آذر گشسب، اذن اله، (۱۳۷٦)، ***روش های تحقیق در علوم پزشکی***، تهران، انتشارت لادن.

امیدواری، سپیده، (۱۳۹۱)، ***وقایع ناگوار در مدارس***، گرفته شده از:

http://www.salamtir.com.2013

انجمن مجله پزشکی مادر، (۱۳۸۹)، ***لوازم ضروری جعبه کمک های اولیه***، گرفته شده از:

http://www.3-m.ir.1392

بابایی، زارچ، (سایت ۱۳۹۲)، ***بهداشت مادر و کودک***، گرفته شده از:

http://pezeshki90yzd.ixb.ir.1392

بهنودی، زهرا، (۱۳۸۰)، ***بهداشت محیط زیشت و مبارزه با بیماری ها***، تهران، انتشارات بشری.

پزشکان بدون مرز، روزنامه پزشکی ایران، (۱۳۹۱)، ***توصیه های پزشکی به دانش آموزان***، گرفته شده از:

http://www.iran.pezeshk.us.1392

تقی پور ظهیر، علی، (۱۳۸۹)، ***برنامه ریزی درسی برای مدارس ابتدایی در هزاره سوم***، چاپ یکم، تهران، انتشارات آگه.

حلم سرشت، پریوش، دل پیشه، اسماعیل تبار، (۱۳۸٦)، ***بهداشت مدارس***، چاپ سوم، تهران، انتشارات چهر.

خالقی، بشیر، (۱۳۹۰)، ***خطر ابتلا به بیماری های واگیر دار در مدارس وجود دارد***، گرفته شده از:

Http://www.drkhaleghi.com

دانشگاه علوم پزشکی و خدمات بهداشتی درمانی استان فارس شهرستان مرودشت، ***واحد سلامت جوانان و مدارس***، (۱۳۸۹)، گرفته شده از:

http://marve.sums.ac.ir.2013

درودگر، عباس و همکاران، (۱۳۹۰)، ***میزان فراوانی عوامل موثر بر آلودگی به شپش سر در دانش آموزان مدارس ابتدایی شهر آران و بیدگل***، فصلنامه پایش، سال ۱۰، شماره ٤، ص ٤٣٩-٤٤٧.

دلاور، علی، (۱۳۹۰)، ***احتمالات و آمار کاربردی در روان شناسی و علوم تربیتی***، تهران، انتشارات رشد.

دلاور، علی، (۱۳۸۱)، ***روش تحقیق در روان شناسی و علوم تربیتی***، ویرایش سوم، تهران، موسسه نشر ویرایش.

دلفان آذری، آزیتا، (۱۳۸۹)، ***توصیه هایی جهت مراقبت از چشم***، ماهنامه برگ سبز سلامتی، شماره ۲۱.

روابط عمومی دانشگاه علوم پزشکی شیراز، (۱۳۹۰)، ***بیشترین آمار حوادث دانش آموزان مربوط به دبستانی ها است***، گرفته شده از:

http://behdasht.gov.ir.2013

رئیس گروه سلامت آموزش و پروش، (۱۳۹۰)، ***تدریس درس سلامت از سال ۹۳ برای دانش آموزان تشریح وظایف مربیان بهداشت***، گرفته شده از:

http://www. Farsnews.com.1392

ززولی، محمد علی و همکاران، (۱۳۸۸)، "***بررسی وضعیت شاخص ها ی بهداشت محیط مدارس ابتدایی ناحیه یک ساری در سال۱۳۸۷***" ، مجله سلامت و محیط فصلنامه علمی و پژوهشی انجمن علمی بهداشت محیط ایران، دوره ۲، شماره ۳، ص ۲۰٤-۲۱۳.

سمسامی، مریم، (سایت۱۳۹۲)، ***بیماری های شایع واگیر دار سنین مدرسه***، گرفته شده از:

http://bualisina.net.1392

شبکه بهداشت چالوس، (۱۳۹۱)، ***بهداشت روان***، گرفته شده از:

http://hcch.ir.1392

شبکه بهداشت چالوس، (۱۳۹۱)، ***بهداشت فردی***، گرفته شده از:

http://hcch.ir.1392

شعبانخانی، بیژن، عبداللهی، فاطمه، (۱۳۸۲)، "***بررسی شاخص های بهداشت محیط مدارس(فضاهای آموزشی) در روستاهای استان مازندران***"، مجله علمی-پژوهشی دانشگاه علوم پزشکی مازندران، سال سیزدهم، شماره ٤١، ص ۹۸-۱۰۱.

شهریاری، طاهره و همکاران، (۱۳۸۸)، "***بررسی وضعیت بهداشت محیط مدارس شهرستان بیرجند در سال تحصیلی ۱۳۸۶-۱۳۸۷***" ، مجله علمی دانشگاه علوم پزشکی بیرجند، دوره ۱٦، شماره ۲، ص ٦٨-75.

صالح پور دهکردی، زهرا و همکاران.، (۱۳۸۹)، ***بررسی وضعیت بهداشت و ایمنی محیط فیزیکی مدارس ابتدایی دولتی شهر کرد در سال ۱۳۸۸*** ، گرفته شده از:

www.sid.ir.1392

صفری، یحیی، علی پور،محمدی، (۱۳۹۱)، ***بررسی وضعیت بهداشت محیط و ایمنی دبیرستان های استان کرمانشاه در سال تحصیلی۸۹-۱۳۸۸*** ، گرفته شده از:

journals.miac.ac.ir.2013

عابدی، قاسم، نقیبی، ابوالحسن، (۱۳۸۲)، ***بهداشت مدارس***، تهران، اشارت.

قاسم زاده، فرزانه، دلفان آذری، آزیتا، عزت طلب، فرشته، (۱۳۸۹)، ***ادیو متری و بیماری های گوش***، چالوس، دانشگاه آزاد اسلامی واحد چالوس.

قربان پور، مارال و همکاران، (۱۳۸۸)، ***بررسی وضعیت ایمنی مدارس شهرستان کلاله در سال*** ۱۳۸۸، گرفته شده از:

www.sid.ir.1392

گروه آماردانان ایران زمین، (۱۳۹۲)، ***سرشماری چیست؟ نمونه گیری چیست؟*** گرفته شده از:

http://amardanan.ir.1392

مرکز بهداشت ثامن، (۱۳۹۱)، ***تعریف آموزش***، گرفته شده از:

.http://www.mums.ac.ir.2013

مرکز تکنولوژی آموزشی، (۱۳۹۱)، ***تعاریف تاریخچه و مفاهیم تکنولوژی آموزشی***، گرفته شده از:

http://www.eduiran.com.1392

مرکز گسترش شبکه و توسعه مدیریت خدمات بهداشتی درمانی، (۱۳۷۹)، ***بهداشت مدارس مجموعه کتب آموزشی بهورز***، تهران، یونیسف.

مطلق، محمد اسماعیل، چینیان، محمد، دشتی، مرضیه، (۱۳۹۰)، ***دستورالعمل اجرایی مدارس مروج سلامت در جمهوری اسلامی ایران***، چاپ دوم، قم، انتشارات خادمالرضا، ص۷۰-۱.

موسسه استاندارد و تحقیقات صنعتی ایران، (سایت ۱۳۹۲)، ***بهداشت مدارس***، گرفته شده از:

http://portal.arakmu.ac.ir.1392

مهر نوشت، (۱۳۹۱)، ***شیوع بیماری های ویروسی در فصل مدرسه*** ، گرفته شده از:

http://www.khabaron Line.ir.2013

میر مشتاقی، شهربانو، (۱۳۹۱)، ***راهکارهای بهداشت روانی در مدارس***، گرفته شده از:

http://forum.iransalamat.com.1392

نادری، عزت اله، سیف نراقی، مریم، (۱۳۷۶)، ***روش های تحقیق و چگونگی ارزشیابی آن در علوم انسانی با تاکید بر علوم تربیتی***، تهران، انتشارات بدر.

نعمتی، کامبیز، علیزاده، صغری، (۱۳۸۸)، ***بهداشت مدارس***، گرفته شده از:

Old.sbmu.ac.ir/site Directory Nice-Chancellor Health/.../school-healths.p.1392

_نوری، یوسف، (۱۳۹۱)، ***آخرین آمار تعداد دانش آموزان مدارس کشور***، گرفته شده از:

http://www.kanoon.ir.2013

منابع انگلیسی

(2013), ***What is school healht***, Disponível em: Associação Americana de Saúde Escolar, http://www.ashaweb. Org.

Bergeson, T, Riggers, M, Daybell, M, (2006), [Citado em 2013***], School nurse study report on health serviços nos distritos de classe 1 do estado de washengton,*** Disponível em: www.k12.wa.us.

Brener e et al, (2007), ***Health services: Resultados das políticas e programas de saúde escolar estudo 2006.*** *revista de saúde escolar,* 77(8), p: 464- 485.

Center for Disease Control, (2007), ***SSPPS 2006***, Disponível em: http://www.cdc.gov.2013

Departamento de Educação do Estado de Connecticut, (2012), ***Inquérito de informação sobre o programa de serviços de saúde relatório***, Disponível em: www.sde.gov/sde/cwp/view.as. (2013).

Department for Education and Eployment, (2013), ***A good practice guide***, Disponível em: http://teachthedifference.org.uk.

Dewitt,Tl , unruh, SA, Seshardi, S, (2012), [Citado em 2013], ***o nível de formação serviços e médica atletas em idade escolar do ensino secundário***, Disponível em: http://www.ncbi.nlm.nih.gov.

Strozer, jan, Juszczak, Linda, Ammerman, Adrenne, (2010), ***Shool-Based Health Centers***: ***National***

Census School year 2007-2008, Disponível em:

www.nasbhc.org.2013

Ezeonu, CT, Akani, NA, (2010), [Citado em 2013***], Evaluating school health appraisal***

Disponível em: ***esquema nas escolas primárias da metrópole de Abakaliki***, estado de Ebonyi, Nigéria

http://www.ajol.info.

Henninger, Elaine, (2009), ***What is Evaluative research***, Disponível em:

http://voices.yahoo.com.2013.

Dicionário médico. (2007) . [Citado 2013, ***Primeiros socorros***, Disponível em:

http://www. Dicionário médico. Thefreedictionary.com.

Merriam, [Citado em 2013], ***communicable disease***, Disponível em:

http://www. Merriam.webster.com.

Departamento de Saúde e Serviços Humanos do Nebraska, (2013***), pessoal escolar não enfermeiro atribuído***

Hwalth Duties, Disponível em:

http://dhhs.ne.gov.2013

Ofovwe, GE, Ofili, AN, (2007), [Citado em 2013***], conhecimento, atitude e prática do programa de saúde escolar entre professores de escolas primárias na área governamental local de Egor do estado de Edo***, Nigéria

Disponível em*:*

http://www.annal. safrmed.org. _

Ojugo, Augustine I, (2005), [Citado em 2013***], status of health appraisal services for primary school children in Edo state***, Nigéria, Disponível em

www.aahperd.org.

Penta international, (2013), ***British school overseas inspection report st paul,s British primary school***, Disponível em

www.stpaulsbps.com. 2013.

Sancho-_garnier,h. pereire,b. cesarini,p, (2012), [Citado em 2013], ***um cluster Rastreio aleatório para avaliar um programa de educação para a saúde"viver com o sol em escola"***, Disponível em:

http://www.ncbi.nih.gov.

Viriginia technology, (2013), ***Avaliação***, Disponível em

http://search.vt.edu. 2013

organização mundial de saúde, (2013***), serviços de saúde,*** Disponível em

http://www.who.int.

A lista de controlo para a entrevista e a observação

1- Tipo de escola : estatal/privada

2- Local da escola: urbano/rural

3- Número de alunos: ....

4- Género: rapaz/rapariga/coelhinho

5- A escola dispõe de um responsável pela prestação de serviços de saúde: sim/não

6- O responsável pela saúde escolar é membro do serviço de saúde: Afim (Ciências médicas e da saúde)/não afim

7- Área de estudos do funcionário da saúde: afim/não afim

8- Grau de funcionário da saúde: diploma/grau de associado/licenciatura ou superior

9- O tempo de presença do funcionário da saúde: todos os dias/dia sim, dia não/duas vezes por semana/uma vez por semana/uma vez por mês/ocasionalmente

10- Sala de saúde: sim/não

11- Dimensão da sala de saúde: .. x........metro

12- Elementos disponíveis para exame: cama/escala/estadiómetro/termómetro/medidor de tensão arterial/carta de Stellen/diapasão/torquês/placa de gotejamento/outros...

13- Estojo ou saco de primeiros socorros: sim/não

14- Conteúdo do estojo de primeiros socorros: algodão/gaze simples/gaze esterilizada/faixa simples/faixa de borracha/adesivo/tesoura/fórceps/gálipo/betadina/saco de gelo/saco de água quente/outros...

15- Existem artigos suficientes em geral: sim/não

16- Material didático: panfleto/pôster/moulage ou modelo/filme/outro

17- Calendário da educação para a saúde: totalmente claro/não claro/não disponível

18- Se o calendário for claro, com que frequência: todos os dias/ todas as semanas/ após algumas semanas/ todos os meses/ após alguns meses

19- O horário de cada aula de educação para a saúde: independente/utilizando o tempo de outras aulas

20- Tempo médio de cada aula de educação para a saúde: menos de 20 minutos/20 a 30 minutos/30 a 40 minutos/mais de 40 minutos

21- Material didático: panfleto/pôster/moulage ou modelo/filme/outros.

22- Temas: saúde do ambiente ou do meio ambiente/dentes da boca/saúde pessoal/estresse/acidentes/doenças sazonais comuns/temas anuais/outros

23- Sistemas de exame: boca-dentes/visão/ouvido/comportamento/esqueleto/altura e peso/pele e questões conexas/outros

24- Registo das conclusões num dossier: sim/não

25- Informar os pais de uma doença: boca-dentes/visão/ouvido/comportamento/esqueleto/altura e peso/cabelo e unhas/outros....

26- Adoção de medidas de saúde pelos sistemas de saúde com base no pedido das escolas: boca-dentes/visão/ouvido/comportamento/esqueleto/altura e peso/cabelo e unhas/outros...

27- Adoção de medidas de saúde pelos responsáveis pela saúde escolar: boca-dentes/visão/ouvido/comportamento/esqueleto/altura e peso/cabelo e unhas/outros.

28- Medidas de prevenção da propagação de doenças contagiosas nas escolas: procura diária de um aluno doente/educação para a saúde/deixar os alunos doentes ir para casa/desinfeção/outras

29- A pessoa que presta os primeiros socorros aos alunos: instrutor de saúde ou uma pessoa formada / pessoal da escola

30- Medidas para os alunos doentes: informar os pais/levar os alunos a centros de saúde, se necessário/outras.

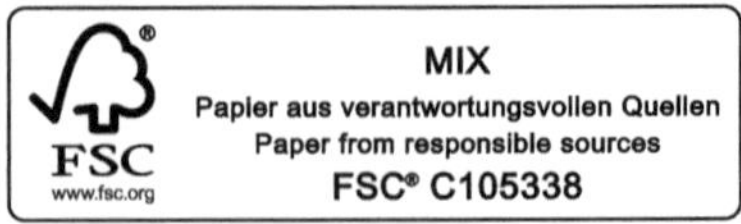

Printed by Books on Demand GmbH, Norderstedt / Germany